너의 마음을 즐거움과 흥겨움 쪽으로 돌리면,
수많은 해악을 물리치고 장수할 수 있다.

−셰익스피어의 희극 〈말괄량이 길들이기〉 중에서

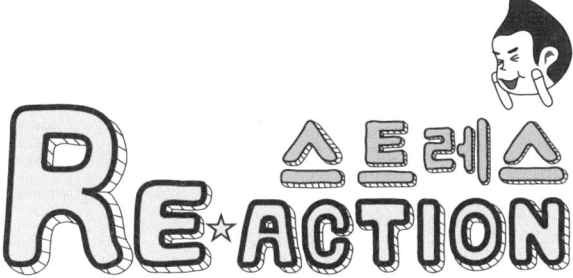

RE★ACTION 스트레스

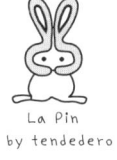

La Pin
by tendedero

서문

영화와 드라마속 주인공들의
유쾌한 스트레스 레시피!

감기, 두통, 소화불량, 근육통증, 만성피로, 변비, 탈모, 여드름, 면역력 저하... 이 모든 것들을 일으키는 수퍼 바이러스가 있습니다. 뭔지 짐작하시겠습니까? 맞습니다. 바로 현대인의 적 스트레스입니다.

하지만 스트레스라고 해서 무조건 나쁜 것만은 아닙니다. 일의 능률을 최대로 끌어올리기도 하고 삶에 적절한 활기를 부여하는 것도 스트레스라는 것은 익히 알려진 사실이죠. 문제는 스트레스 받는 정도가 심해질 때 입니다. 스트레스의 정도가 심해지면 일의 능률이 저하되는 것은 물론 건강에 적신호가 켜질 수도 있습니다. 그래서 전문가들은 우리 몸에 유익한 좋은 스트레스를 유스트레스(euSTRESS), 우리 몸에 악영향을 미치는 나쁜 스트레스를 디스트레스(diSTRESS)로 구분하기도 합니다.

그런데 유스트레스와 디스트레스는 원래부터 정해진 것이 아닙니다. 스트레스는 우리가 어떻게 받아들이는가에 따라 약(유스트레스)이 될 수도, 독(디스트레스)이 될 수도 있다고 합니다. 특히 스트레스를 받는 순간- 화가 치미는 순간, 욱하는 순간, 절망적인 순간- 어떻게 대처하는가는 스트레스에서 빨리 벗어날 것인지 아니면 스트레스의 늪에 더 깊게 빠지게 될 것인지를 좌우한다고 합니다. 결국, 우리가 어떤 스트레스에 직면하든, 그것에 어떻게 반응하는가에 따라 우리의 삶도 달라진다고 할 수 있습니다.

그렇다면 여러분은 스트레스에 어떻게 반응하고 있습니까? 혹시 스트레스를 잘 다루기보다 스트레스에 휘둘리는 편은 아닌가요?

일반적으로 사람들이 스트레스에 반응하는 방식은 다음 네 가지로 나눌 수 있습니다.

첫째, 정면대응(Fight)
둘째, 도망가기(Flight)
셋째, 다스리기(Coping)
넷째, 방치하기(Not coping)

흔히 우리는 스트레스를 받아도 무시하고 넘어가거나 어떻게 대처할 지 몰라 그냥 내버려 두곤 합니다.

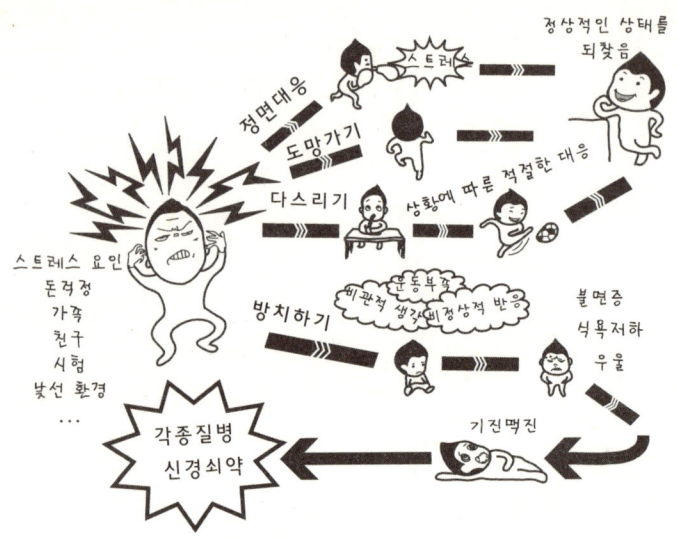

하지만 그림에서도 알 수 있듯이, 스트레스에 적절히 대응하지 않으면 나중에 어떤 무서운 화를 입게 될지 모릅니다.

스트레스에 대응하는 가장 좋은 방법은 무엇일까요? 전문가들은 이구동성으로 몸을 움직이는 것이 스트레스 해소의 지름길이라고 말합니다. 우리에게는 그저 뛰어다니는 것만으로도 재미있고 신이 났던 때가 있었습니다. 아이들에게서 스트레스에 찌든 표정을 찾아보기 힘든 이유도 바로 그 때문입니다. 반면 우울증에 걸린 사람들을 보면 표정이나 몸짓이 하나같이 비슷하다는 것을 알 수 있습니다. 그들의 공통된 특징은 잘 움직이지 않는다는 것입니다. 평소 사용하는 근육도 거의 정해져 있습니다. 그래서 전문가들은 어떤 사람의 자세나 걸음걸이만 보고도 그 사람이 우울증 환자인지 아닌지를 판단할 수 있다고 합니다.

우리의 몸과 마음은 따로따로 기능하는 것이 아닙니다. 우리 몸은 스트레스를 받으면 긴장하고 스트레스가 사라지면 몸의 긴장도 사라집니다. 그 반대의 경우도 마찬가집니다. 몸에 물리적인 긴장을 가하면 스트레스를 받게 되고, 몸의 긴장을 풀어주면 스트레스도 사라집니다. 한 마디로, 우리의 몸과 마음은 서로 떼려야 뗄 수 없는 관계입니다. 스트레스 리액션!은 바로 그러한 사실에 착안해 '스트레스에 적절히 반응하는 방법', 즉 '몸에 좋은 스트레스 리액션' 30가지를 제시하고 있습니다. 이 책에 등장하는 영화와 드라마 속 주인공들의 스트레스 대처법을 즐겁게 따라 하다보면 어느새 몸의 긴장이 풀리고 스트레스 없는 건강한 삶에 한층 더 가까워지게 될 것입니다.

tendedero 편집부

| 찾아보기 |

서문 4
찾아보기 8
스트레스 취약성 평가 테스트 12
스트레스 반응점검 테스트 16

1장 모든 스트레스 해소의 기초 - 호흡
구스프라바/성질죽이기 21 • 봉투호흡/안투라지 24

2장 땅의 기운을 느껴라 - 맨발요법
맨발의 사나이들/귀여운 여인+앨리맥빌 31

3장 내 안의 나를 만나다 - 거울보고 웃기
초원이와 죠르쥬가 행복한 이유/말아톤+제8요일 39

4장 쥐락펴락 - 괄약근 운동
I can do it everywhere/섹스앤더시티 47 • 조였다 놨다/외과
의사 봉달희 48

5장 대화가 필요해 - 대화치료
혼자놀기의 진수/중경삼림 55 • 내사랑 윌슨씨/캐스트어웨이 57 •
형사놀이/형사콜롬보 59

6장 걱정없던 시절로 돌아가라 - 태아자세
엄마 뱃속이 편했지/어글리트루스+조제, 호랑이 그리고 물고기들 65
• 동굴속으로/뻔뻔한 딕앤제인 69

7장 브라보 마이 라이프 - 뮤직 테라피
브라보 마이 뮤직라이프/브라보 마이 라이프+즐거운 인생 75 • 고음
불가/브리짓존스의 일기 79

8장 레옹이 끝까지 화분을 지킨 까닭은? - 식물치료
나의사랑 나의화분/레옹 88 • 나무가 네 고민을 가져간다/제8요일 92

9장 내 인생의 소울푸드 - 영양요법
달콤쌉싸름한 치유제/초콜릿 98 • 일본인의 소울푸드/카모메식당 100
• 16강 음식월드컵 104

10장 맨 땅에 헤딩? - 물구나무서기
맨땅에 헤딩/제리맥과이어 108

11장 나만의 핫라인 - 전화하기
나의 암씨롱 친구/해리가 샐리를 만났을 때 115 • 큰성~끊지마!/초록
물고기 117

12장 뽀빠이의 시금치 - 약물요법
플라시보라도 괜찮아/나의 그리스식 웨딩 123 • 플라시보 효과 코멘
터리 129

13장 5회말 클리닝타임 - 청소하기
정신을 맑게 해주는 청소/미세스 다웃파이어 133 • 우리도 접시를 깨
자/사랑이 뭐길래 135 • 분노의 빨래/옥탑방 고양이 137 • 분노의 양
치질/홍콩익스프레스 138

14장 달빛소나타 - 월광욕
달빛목욕/문스트럭 145

15장 저스트 두 잇! - 걷거나 혹은 달리거나
제자리 만보걷기/김씨 표류기 151 • 점프점프/델마와 루이스 153 •
눈물대신 달리기/중경삼림 155 • Run! Forest, Run!/포레스트 검
프 157 • 10분만에 남산오르기/플라이대디 159 • 계단 뛰어오르기/
록키 161

16장 물의 치유력을 믿어라 - 찬물요법
핫 뜨거!/키핑 더 페이스 167

17장 욕이 최고! - 욕하기
속까지 후련한 욕하기/올드 미스 다이어리 173 • 마늘냄새/지붕뚫고 하이킥 177

18장 내일은 내일의 태양이 뜬다 - 자기최면
주문을 걸어/파니핑크 183 • 인생은 아름다워/인생은 아름다워 186 • 상상찬스/뛰는 백수 나는 건달 188 • 내일 생각해/바람과 함께 사라지다 193 • 당신의 워너비/슈팅 라이크 베컴 195

19장 스트레스를 성공에너지로 바꾸는 몸만들기
연상녀의 동안마사지/프로포즈 203 • 금발미녀의 챠밍무브/금발이 너무해 207 • 꿀벅지 프로젝트/클루리스 210 • 초콜릿 복근/말죽거리 잔혹사 212 • 합기도 기본자세/카모메식당 217 • 메르시 체조/메가네 220

20장 치유의 글쓰기 - 작문요법
부숴버릴거야/사랑할 때 버려야할 아까운 것들 229 • 라디오 고발/과속스캔들+시애틀의 잠 못 이루는 밤 231 • 파워카드/러브액추얼리+이보다 더 좋을 순 없다 233 • 내맘대로 리스트/백만장자 빌리+버킷리스트 238 • 다빈치코드 응용하기/다빈치코드 244

21장 엽기적인 그녀들 - 일탈행위
아이스케키만 아니면 돼!/엽기적인 그녀 250 • 요건 몰랐지?/아내가 결혼했다 252 • 비오는 날의 엽기춤/하나와 앨리스 253

22장 와신상담 - 복수준비
강한 남자 석호필/프리즌 브레이크 261 • 어리버리 필살기/거북이 달린다 264 • 군만두의 힘/올드보이 267 • 7년만의 외출/복수무정 269 • 점 하나면 충분해/아내의 유혹 272

23장 복수는 나의 것 - 복수혈전
쇼생크 회사 탈출/쇼생크탈출 282 • 그들만의 레시피/아멜리에+전우치 278 • 쪽지 건네기/무서운 영화 289 • 초고속 카메라/개그콘서트 293

24장 서울의 휴일 - 시티투어
서울의 휴일/결혼 못하는 남자+로마의 휴일 297

25장 기억의 습작 - 사진 vs 녹음
사진놀이/접속 305 • 나에게 보내는 편지/파리의 연인 307

26장 가자! 부기원더랜드로 - 댄스댄스
스트레스는 차인표도 춤추게 한다/홍콩익스프레스 313 • 간지맘보/아비정전 316 • 마더의 춤사위/마더 320 • 부토를 아시나요/사랑 후에 남겨진 것들 323

27장 내 안의 또 다른 나를 끄집어내다 - 가면놀이
힘을 내요 마스크맨/마스크+반칙왕 331 • 가면 뒤로 숨어라/복면달호 334

28장 UFC 스페샬 - 격투요법
스트레스 해소행 급행열차를 타라/다찌마와 리 340 • 인정사정 볼 것 없다/조강지처클럽+펀치레이디 344 • 섀도우 복싱/달콤한 인생+홀리랜드 348

29장 네 멋대로 마셔라 - 술 마시기
나상실 막걸리/환상의 커플 375 • 네 멋대로 마셔라/네 멋대로 해라 358 • 건어물녀로 변신/호타루의 빛 359

30장 스트레스 해소의 스테디셀러 - 완전 뻔해
오겡끼데스까/러브레터 366 • 만화보며 낄낄낄/내조의 여왕+커피프린스 368 • 추억을 태우다/백설공주+찬란한 유산 370 • 지금 필요한 건, 스피드!/비트+순풍산부인과 372 • 구강기로 돌아가다/내 남자친구의 결혼식+카사블랑카 375

작가 후기 378
상황별 스트레스 대처법 찾아보기 380

스트레스 취약성 지수 테스트

나는 스트레스에 얼마나 취약한 사람일까?

주위를 관찰해보면, 스트레스에 강한 사람이 있는가 하면 스트레스의 부정적인 영향을 많이 받는 사람도 있다. 스트레스 취약성 지수는 습관, 라이프스타일, 환경 등에 의해 결정되는 경우가 많다. 당신은 스트레스에 얼마나 취약할까? 다음의 테스트를 통해 알아보자.

당신은 대체로 다음의 어디에 해당되는지를 체크해보자.

	거의 항상 그렇다	대체로 그런 편이다	종종 그렇다	그렇지 않은 편이다	절대로 그렇지 않다
1. 적어도 하루에 한끼는 따뜻하고 균형 잡힌 식사를 한다.					
2. 7-8시간 자는 날이 적어도 일주일에 4번은 된다.					
3. 나는 적당히 애정을 주고 받고 있다.					
4. 내가 사는 곳에서 1km 반경 이내에 의지할 수 있는 가족이나 친구가 적어도 1명은 살고 있다. .					
5. 적어도 1주일에 두 번은 땀이 날 때까지 운동을 한다. .					
6. 하루에 담배는 반 갑 이하로 피운다. (비흡연자 = 거의 항상 그렇다)					

	0	1	2	3	4
7. 일주일에 마시는 술은 5병 이하다. (금주가= 거의 항상 그렇다.)					
8. 내 키에 비해 몸무게가 적당하다.					
9. 나는 먹고 살 정도로는 벌고 있다.					
10. 나는 종교적/영적 신념이 있으며 그로부터 힘을 얻는다.					
11. 클럽이나 모임에 정기적으로 나간다.					
12. 친구들이나 아는 인맥이 좀 있는 편이다.					
13. 개인적인 문제를 터놓고 논의할 친구가 적어도 1명은 된다.					
14. 나는 건강하다. (시력, 청력, 치아 등이).					
15. 나는 화나거나 걱정될 때 나의 감정을 솔직하게 얘기할 수 있다.					
16. 나는 가족들과 집안 문제를 의논하곤 한다.					
17. 일주일에 적어도 한 번은 재미있는 무언가를 한다.					
18. 나는 내 시간을 효율적으로 쓸 수 있다. .					
19. 카페인이 든 음료수는 하루에 3번 이하로 마신다.					
20. 나는 낮 동안 조용한 혼자만의 시간을 갖는다.					
점수	0	1	2	3	4

스트레스 취약성 지수:
(해당점수)X (체크한 항목의 개수)를 합산한 것.

지수를 통해 알아보는 스트레스 취약성 정도

0 - 10

당신은 스트레스에 매우 강하다.
즉, 스트레스의 쓰나미가 몰려와도
잘 대처하고 극복할 수 있는 조건을 갖췄다.
부럽부럽~

11 - 29

스트레스 취약성 지수가 낮다.
스트레스의 부정적인 영향에
좀처럼 휘말리지 않고
스트레스를 잘 견딘다는 것을 의미한다

30 - 49

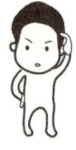

스트레스에 조금 취약한 편이다.
평소 자신이 스트레스에
어떻게 대처하는지 관심을 가지고
좀 더 나은 대응을 모색할 필요가 있다.

50 - 74

스트레스에 상당히 취약하다.
스트레스 대처 능력을 키울 필요가 있다.

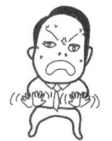

75 - 80

스트레스에 극도로 취약하다.
스트레스의 부정적인 영향에 휘말려
평소 생활에 지장이 있을 가능성이 매우 높다.
스트레스 대처 능력을 키우는 것이 시급하다.

(출처:보스턴대학 의학센터의 라일 밀러, 알마 델 스미스 박사)

스트레스에 대한 반응 점검

평소 나는 스트레스에 잘 대응하고 있는 걸까? 나의 스트레스 대처 방식은 얼마나 건설적인지 점검해보자.

다음은 일반적인 스트레스 대처방식을 나열한 것이다. <u>스트레스 받았을 때 당신의 평소 행동과 일치하는 항목에 체크하라.</u>

(출처:짐 보이어스 박사의 스트레스 대처방식에 관한 질문)

☐ 1. 일을 위해 개인적인 감정은 자제한다.
☐ 2. 친구들을 만나서 대화하고 위안을 얻는다.
☐ 3. 평소보다 많이 먹는다.
☐ 4. 운동을 한다.
☐ 5. 주변 사람들에게 화를 내고 짜증을 부린다.
☐ 6. 모든 일을 멈추고 편안한 자세로 잠깐 동안 휴식을 취한다.
☐ 7. 담배를 피거나 카페인 음료(커피, 홍차, 콜라 등)를 마신다.
☐ 8. 문제의 근원이 무엇인지 파악하고 상황을 변화시키기 위해 노력한다.
☐ 9. 감정적으로 위축되어 하루를 조용히 보낸다.
☐ 10. 문제에 대한 시각을 바꾸고 좀 더 낙관적으로 바라본다.

- [ ] 11. 평소보다 잠을 많이 잔다.
- [ ] 12. 며칠 휴가를 내고 일에서 벗어난다.
- [ ] 13. 쇼핑으로 기분을 전환한다.
- [ ] 14. 친구들과 가벼운 수다를 떨거나 농담을 하면서 나쁜 기분을 털어낸다.
- [ ] 15. 평소보다 술을 많이 마신다.
- [ ] 16. 혼자 즐기는 취미나 흥미거리에 몰두한다.
- [ ] 17. 신경안정제, 수면제 같은 약을 복용한다.
- [ ] 18. 영양가 있는 음식들을 먹는다.
- [ ] 19. 문제되는 상황을 그냥 무시하고 지나가기만을 바란다.
- [ ] 20. 기도, 명상 등을 한다.
- [ ] 21. 문제 상황을 걱정하면서 행동하는 것은 두려워한다.
- [ ] 22. 내가 할 수 있는 일들에 집중하려고 노력하고 내가 할 수 없는 것들은 포기한다.

홀수 항목에 체크한 개수: _____
짝수 항목에 체크한 개수: _____

짝수 항목에 체크한 개수가 많을 수록
스트레스에 잘 대처하고 있는 것이다.
홀수 항목에 체크한 개수가 더 많은 사람은
현재의 스트레스 대처 방식에 변화를 줄 필요가 있다.
이 책을 통해 보다 생산적인 대처방식을 습득하시길!

제1장

모든 스트레스 해소의 기초

호흡

"정신 차려, 정신 바짝.
이럴 때 일수록...
자 심호흡하고...
후~ 후~"

-영화 <마더> 중에서

얼마 전,
1~2주 간격으로 세 장의 고지서가
집으로 배달되었다.
주차위반, 신호위반, 속도위반.
참 가지가지 잘도 걸리셨다.
20여만원의 피 같은 돈을 내면서
어찌나 속이 쓰리던지...
세상에서 젤 아까운 돈이
이자, 연체료, 벌금이니 말이다.

하지만
이미 벌어진 일에 속 쓰려 하면 무엇하랴.
울컥하는 마음을 접고 깊게
심호흡을 하니 마음이 좀 가라앉았다.

불교적 세계관에 따르면
숨이 들어오는 순간이 삶이고
숨이 나가는 순간은 죽음이라고 한다.
한 마디로, 우리는 매순간
삶과 죽음을 반복하며 살고 있다.
그러므로 나쁜 감정을 털어내고
새로운 삶을 맞이하는 것도 결국 우리의 몫이다!

딱지떼고 벌금 물게 생겼다면…

"구스프라바"
(데이브/아담샌들러 - 성질죽이기, 2003, 미국영화)

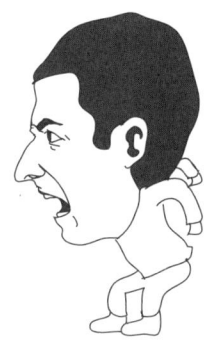

만날수록 화를 더 돋우는
요상한 심리치료사가 있다.
순하디 순한 데이브는 물론
영화를 보는 사람까지
짜증을 솟구치게 만든
분노관리 프로그램에서
버즈 박사(잭 니콜슨)는
화가 날 땐
구스프라바~를 외치라고 말한다.

영화 속 주인공인 데이브에게는
그렇게 큰 효과를 발휘하지 못했지만
전문가가 제시한 방법인만큼(?)
현실에서는 상당한 도움이 된다.

부를 호(呼), 마실 흡(吸)
신비요법으로 통하는 인도의 아유르베다 의학은
우리가 호흡만 제대로 해도
웬만한 병은 막을 수 있다고 얘기한다.

아유르베다에 따르면,
인간은 몸과 마음의 균형이 맞을 때 건강하고
이 균형이 깨지면 병이 생긴다.

그리고 이 균형을 유지하고, 바로잡는 데
가장 중요한 것이 바로 숨쉬기다.

그래서 과로로 청력이 손상된 사람부터
중풍환자, 아토피로 고생하는 사람에 이르기까지
아유르베다를 찾아 온 사람들이
가장 먼저 배우는 것도
바로 제대로 숨쉬는 방법이다.

지금 자신의 숨쉬기를 한 번 점검해보자.
혹시 짧고 거친 숨을 쉬고 있진 않은가?
얕은 호흡만을 반복하고 있진 않은가?
손끝과 발끝, 온몸의 구석구석까지 전달되는
제대로 된 숨쉬기를 하고 있는가?

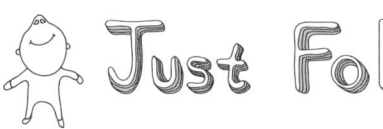# Just Follow

쓸 데 없는 지출이 발생해 화가 치밀어 오른다면,
제대로 된 숨쉬기 운동을 통해 몸 속의 '화'를 배출하자.

Step 1.

편안한 자세로 숨쉬기 운동을 위한
장소를 물색한 다음
오른손은 배 위에,
왼손은 가슴에 올려놓는다.

Step 2.

그 상태로 숨을 한껏 들이마셨다 내쉰다.
숨을 들이마실 때 배가 올라오고,
내쉴 때 가슴이 올라오도록 한다.
(숨을 들이마실 때 배가 가슴보다 들어가 있다면
얕은 가슴호흡을 하고 있는 것이다)

Step 3.

깊고 길게 호흡하는 연습을 15~20회 반복한다.
그러면 몸에서 뜨거운 열기, 즉 에너지가 발생하는 것을
느낄 수 있다.
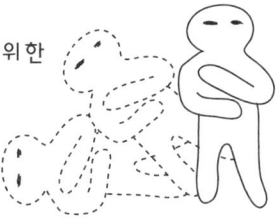
몸속의 나쁜 기운이
모두 빠져나가도록
숨을 크게 쉬고
마음이 안정될 때까지 외쳐본다. 구스프라바~~

하극상 혹은 적반하장을 당했다면…
/은행 ATM에서 줄을 잘못섰다면…

봉투호흡
(아리/제레미피번- 앙투라지, 2004, 미국HBO)

머리에 피도 안 마른 꼬마 녀석 땜에
호흡이 가빠진 남자가 있다.

딸에게 관심을 보이는 아역 배우를 조용히 불러
딸과의 교제를 반대하는 아리(제레미 피번).
하지만 이 어린 녀석,
보통이 아니시다.
그의 단호한 대답은 노!!
게다가 은근히 아리를 무시하며 한방 먹인다.

열 받은 아리는
누군가 건넨 종이봉투에
심호흡을 한 후
빵~ 터트린다.

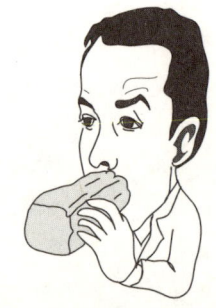

배우들의 뛰어난 연기력 덕분에
지켜보던 시청자들까지도
호흡곤란을 겪을 뻔했던 드라마
〈내 남자의 여자〉에도 비슷한 장면이 있었다.

(지수/배종옥 - 내 남자의 여자, 2007, SBS드라마)

화영(김희애)으로부터 남편과의 불륜 사실을
듣게된 지수(배종옥)는 갑자기 호흡이 가빠지며
숨을 쉬지 못한다.

괴로워하는 지수에게 화영은
비닐봉투를 씌워주며
숨을 쉬게 하는데...

여기서 나타난 지수의 증상은 **과호흡증후군**.
불안한 상황에 있거나
갑작스런 스트레스에 노출되면
숨을 뱉는 것을 잊은 채 들이마시는 것만
의식하게 되는데
이런 상태가 지속되는 것을 과호흡이라고 한다.

과호흡 상태가 길어지면 가슴에 고통을 느끼고
두통이나 어지럼증이 올 수 있으며
심한 경우 실신해 쓰러지기도 한다.

이런 증상은
이산화탄소를 너무 많이 배출한 탓이므로
종이봉투나 비닐봉투에 입과 코를 넣고
숨을 뱉은 후 그것을 다시 들이마시면
호흡이 곧 정상으로 돌아오고
진정되는 효과가 있다.

평소에는 전혀 의식하지 못하지만,
인간에게 호흡이 얼마나 중요한지를
알려주는 대목이다.

Just Follow

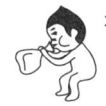 적반하장과 같이 너무 어이없는 일을 당해
호흡곤란이 올 지경이라면
주저말고 봉투호흡을 해보자.

Step 1.
봉투는 역시
은행봉투가 최고!

현금인출기를
그냥 지나치지 말고
봉투 한 두개쯤은 상비하고 다니자.

Step 2.
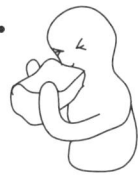
열 받는 순간 봉투를 꺼내
가슴속 나쁜 기운을
모두 빼내듯
길게 숨을 불어 넣는다.

Step 3.
봉투의 입구를 쥐고
부푼 봉투를
손뼉치듯 팡 터뜨린다.
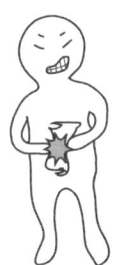

제 2 장

땅의 기운을 느껴라

맨발요법

"아침에 맨발에,
아무것도 걸치지 않은 상태일 때
나는 내가 아름답다고 느낀다.
내가 나처럼 느껴지기 때문이다."

- 안젤리나 졸리, 미국 영화배우

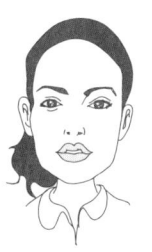

케냐의 유목민인 마사이족은
육류 위주의 식사를 하지만
콜레스테롤 수치는 서구인들의 1/3 수준이고
혈압과 혈당 역시 정상이라고 한다.
고지방 고콜레스테롤 식습관에도 불구하고
그들이 그토록 건강한 이유는 뭘까?

비결은 바로 하루에 10km이상 맨발로 걷는
그들의 생활습관에 있었다.
굴곡이 있는 땅을 맨발 전체로 굴러가듯 걷는
마사이족의 걸음걸이는 특별한 게 아니다.
누구나 맨발로 걸으면 마사이족처럼 걷게 된다.

결국, 인간은 맨발로 걸을 때 가장 자연스럽고
건강한 걸음을 걷게 된다는 것이다.

> 승진에 대한 압박, 경쟁심 때문에
> 조급해지고 여유가 없어진다면...

맨발의 사나이들 1
(에드워드/리처드기어- 귀여운 여인, 1990, 미국영화)

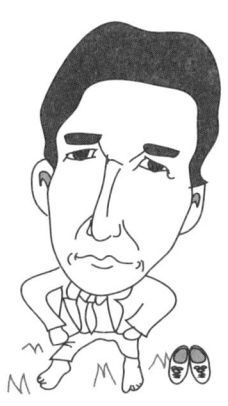

기업인수합병 전문가로 지독한 워커홀릭인
에드워드(리처드 기어)는
비비안(줄리아 로버츠)의 제안으로
일을 하루 쉬고 공원에 나가
맨발로 잔디를 밟아본다.

일에 대한 아이디어가 고갈됐다면...

맨발의 사나이들 2
(존/피터맥니콜 - 앨리맥빌, 1997, 미국FOX)

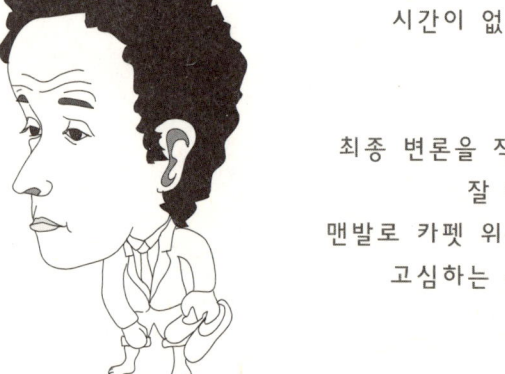

기업인수합병 전문가만큼이나
살벌하게 바쁜 직업은 바로 변호사.
로펌 파트너인 이분은 역시나
잔디까지 나갈
시간이 없으시단다.

최종 변론을 작성하다가
잘 안 풀리자
맨발로 카펫 위를 걸으며
고심하는 존 케이지

회사에선 괴짜로 통해도
법정에서만큼은 최고의 변호사로
인정받을 수 있었던 비결은
바로 이 맨발요법이 아니었을까?

처리해야 할 일이 산더미다.

매일 계속되는 야근에 주말 출근으로

두통, 만성피로, 변비...

내 몸에 각종 기관들이 투쟁중이다.

점심시간 딱 30분만 근처 공원으로 나가
맨발로 걸어보자.

잔디밭도 좋지만

공원의 건강 지압로도 상관없다.

신발을 벗고 맨발에 그대로 전해지는

땅의 기운을 느껴보자.

처음엔 차갑고 딱딱하고

약간의 통증도 느껴지겠지만

발에는 건강을 좌우하는 경혈이 집중되어있어

맨발로 걸으면 이 혈들이 자극을 받게 되고

내분비 기능과 피로회복에 도움을 준다.

순환이 잘되어 몸과 마음이 가뿐해지면

엣지있는 아이디어들이 퐁퐁 샘솟을 것이다.

또한 배변활동과 면역력이 좋아져

변비, 무좀과도 바이바이~!!

33

Just Follow

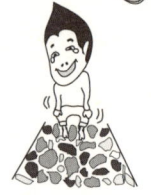

막힌 기운을 뚫어주는
맨발로 걷기에 도전해보자.
특히, 킬힐로 혹사당한 발에는
이보다 좋은 처방이 없다.

Step 1.   준비하기

먼저 여분의 옷(맨발로 인한 체온손실 방지)과
일회용밴드(혹시 모를 사고에 대비)를 챙겨
밖으로 나간다.

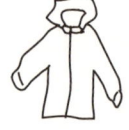 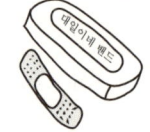

Step 2.   맨발로 걷기

걸을 때는 발 뒤꿈치가 아닌
발바닥의 허리부분에 몸의 무게를 싣는다.
발의 앞부분이 뒤꿈치보다 유연하고
탄력이 좋아 충격을 더 잘 흡수하기 때문.

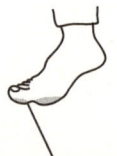

내딛을 때 발의 앞부분부터
땅에 닿게한다.

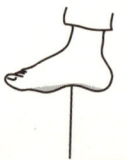

발의 가장 가운데에
몸무게가 실리게끔 한다.

Step 3. 걷고 난 후의 발관리
발바닥을 깨끗이 씻고
크림이나 오일을 발라준다.
몸이 아주 개운해진다.

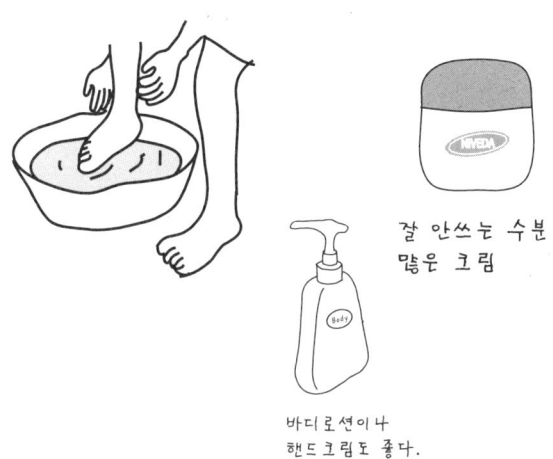

잘 안쓰는 수분
많은 크림

바디로션이나
핸드크림도 좋다.

서울에서 맨발로 걷기 좋은 곳
: 보라매공원, 남산공원, 용산가족공원
 양재시민의 숲 등의 맨발 산책로

요새 웬만한 공원에는 맨발 산책로가 있다.
하지만 꼭 산책로가 있어야
맨발로 걸을 수 있는 건 아니다.
전문가들은 주의를 집중해 걷는다면
학교 운동장이라도 상관없다고 말한다.

제3장
내 안의 나를 만나다
거울 보고 웃기

인생은 거울과 같아서
미소 지을 때 가장 결과가 좋다

Life is like a mirror,
we get the best results when we smile at it.

웨딩사진 찍기 전날
포토그래퍼가 말했다.
"거울보고 웃는 연습 많이 해오세요~!"
웬 웃는 연습??

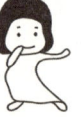 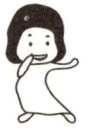 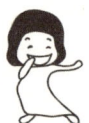

포토그래퍼는 같은 포즈로
미소-살짝웃기-활짝웃기 이 3단계의 표정을 모두 촬영했다.
본인이 원하는 그림이 나올 때까지...
난 활짝 웃는 얼굴이 너무 어색한데,
눈도 작아지고 얼굴도 찌그러지고...
이러다 사진 다 망치는 거 아냐???
네다섯 시간 동안
"좀 더 환하게... 화알짝!"을 외쳐대는
그 포토그래퍼 때문에
얼굴엔 경련이 다 일어나고
나중엔 한 대 치고 싶은 생각마저 들었다.

하지만 2주쯤 지나고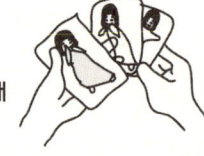
스튜디오에 사진을 고르러 갔을 때
결국 내가 고른 사진은
활짝 웃는 얼굴이 대부분이었다

> 취업, 정리해고 등 불투명한 미래
> 때문에 하루하루가 조마조마하다면...

초원이와 죠르쥬가 행복한 이유
(초원/조승우- 말아톤, 2005, 한국영화)

"초원아, 거울을 보고 엄마처럼 해봐."

엄마는 초원(조승우)이
웃는 표정을 짓게
만들려고 거울을 앞에
놓고 열심히 가르친다.

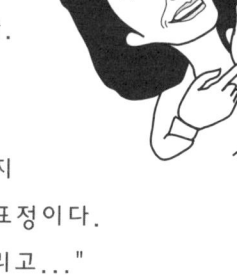

그러나 초원은
엄마가 원하는 게 뭔지
모르는 듯 무덤덤한 표정이다.
"자, 입가를 위로 올리고..."
보다 못한 엄마가 초원이의 볼을 끌어당기지만
부자연스럽다.

(조르쥬/파스칼 뒤켄- 제8요일, 1996, 프랑스영화)

조르쥬는 아리의 입꼬리를 올려
슬퍼하는 아리를 웃게 만든다.

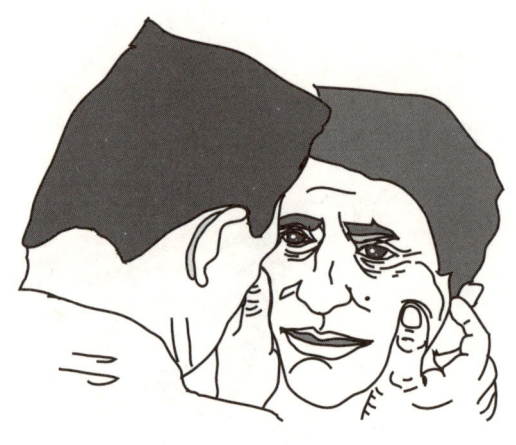

"우리는 행복해서 웃는 것이 아니라
웃어서 행복한 것이다."

-윌리엄 제임스, 심리학자 (1842-1910)

신문에선 연일 사상 최대의 실업률을 운운하고,
회사에선 내 책상이 언제 없어질지
불안하기만 하다.

모두가 힘든 상황이다.
그러나 인상만 쓰며 하루하루를 보낼 순 없다.
발달장애를 가진 초원이도
다운증후군을 가진 죠르쥬도
비뚤어진 시선으로 자신을 바라보는 세상을 향해
웃.고.있.다.

심리학에서는
'생각'과 '행동' 모두
사람의 감정을 움직일 수 있다고 한다.

즉, '즐거워서 웃는다'뿐만 아니라
'웃어서 즐겁다'도 말이 된다는 얘기다.

지금, 지치고 힘들어도 거울을 보며 웃어보자.
거울을 보며 웃는 표정을 짓는 것만으로도
호르몬 분비를 이끌어내어
기분이 좋아지고 자신감이 생긴다.
거울은 절대 먼저 웃어주지 않는다.
하지만 거울에 비친 내 환한 미소는
나를 더욱 행복하게 만들어줄 것이다.

Just Follow

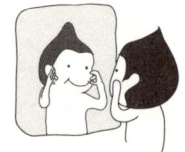

거울 보고 웃기

지금 거울을 보며 활짝 미소지어 보자.
혹시 웃는 얼굴이 어딘지 어색하다거나
좌우 균형이 안 맞는 건 아닌가?

긴장을 하거나 불안해 하면 근육이 뭉치고 굳어져
노폐물이 쌓이고 턱이나 광대뼈가 커진다.
이러한 얼굴의 변화가 다름 아닌 노화!
밝고 건강한 얼굴이 밝은 미래를 부르는 법.
따라서 마음이 불안할수록 더 많이 웃어야 한다.

Step 1. 거울 앞에서 일종의 마임을 시작해보자.
천근만근 무거운 입꼬리는
보이지 않는 실로 묶어
들어 올린다.

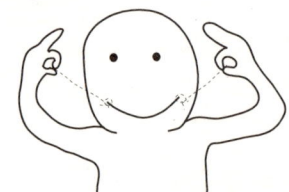

Step 2.

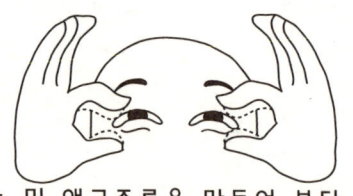

눈 밑 애교주름을 만들어 본다.

Step 3. 투명 돋보기로 이목구비를 또렷하게!

가상의 돋보기를 코에 가까이 대고
콧구멍 벌름벌름하기

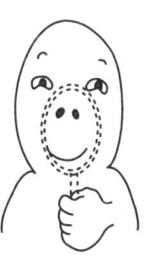

Step 4.

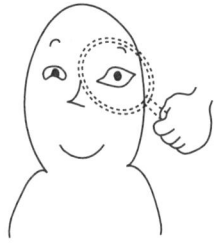

이번엔 눈에 가까이 대고
눈 최대한 크게 뜨기

Step 5.

마지막으로, 입 크게 벌리기

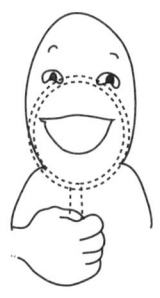

제4장

쥐락펴락
괄약근 운동

"아세요? 케겔운동?
저를 보세요. 이리 보세요.
항문을 이렇게 조였다가 놨다가"

-<외과의사 봉달희> 중에서

연예인의 하루 일과를 따라잡는 한 프로그램에서
옥주현은 그랬다.
녹화 중 박장대소를 하다가도 움찔,
머리를 매만지다가도 움찔...

"옥주현 씨는 아무 때나 괄약근을 조여요!"

지석진의 폭로에 의해
그런 장면들만 모은 편집분이었다.
미세한 떨림이지만 순간순간
그녀의 표정 변화가 있었다.

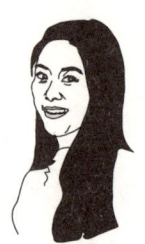

원래 요실금을 치료하기 위해 개발된 케겔운동은
처음엔 그다지 주목을 받지 못하다가
성감을 촉진시키는 효과가 있다고 밝혀지면서
널리 퍼지게 되었다. 괄약근의 수축력을 강화해
요실금, 치질, 변비의 예방과 치료에 효과적이며
성적 만족감을 월등히 높여 준다고 한다.

동양에서는 예로부터 회춘과 정력증진에
도움이 되는 운동이라고 알려져 왔다.

> 상대방의 지루한 얘기를
> 참고 들어야 한다면...

I can do it everywhere!

(사만사/킴캐트럴- 섹스앤더시티, 미국 HBO)

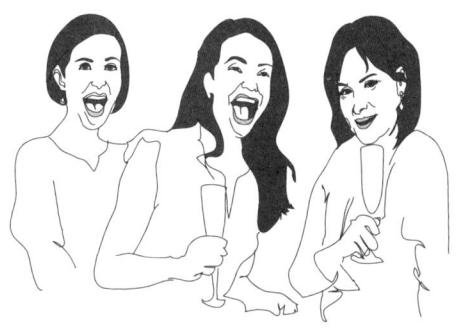

섹스 앤 더 시티의 사만다는
요즘 케겔 운동을 하고 있다며
친구들에게 자랑스럽게 얘기한다.

이런 사만다에게
상대방의 지루한 얘기를 듣는 것은
시간낭비가 아닌 자기계발(?)의 기회다.

고통체증으로 답답하고 짜증난다면...

조였다 놨다 조였다 놨다~
(박재범/김인권 - 외과의사 봉달희, 2007, SBS 드라마)

이 남자의 가르침을 받아보자.

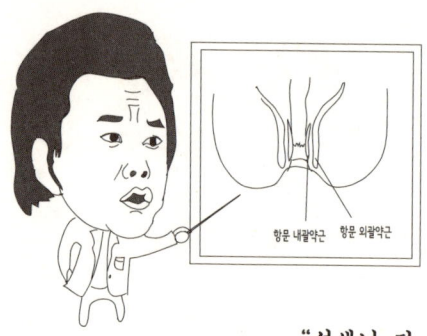

"선생님 저 정말 암 맞죠?"
"아니요, 변실금입니다. 요실금 사촌쯤 되는 겁니다.
변실금도 요실금처럼 국민상당수가 갖고 있는 병인데
환자분처럼 부끄러워하니까 병을 더 키운다니까요.
뭐가 부끄러워요? 크게 말씀 하세요.
나는 변실금이다. 내 변은 샌다.
방구낄 때마다 똥찌린다~
이제부터라도 운동을 하셔야 해요.
아세요? 케겔운동?
저를 보세요. 이리 보세요.
항문을 이렇게 조였다가 놨다가, 조였다가 놨다가..."

Just Follow

지금, 옴치고 뛸 수도 없는 답답한 상황이라면
지루한 시간을 건강으로 보상해주는
케겔 운동을 해보자!

꽉막힌 도로..
꼬리에 꼬리를 무는
빨간 불빛들을 보면
스트레스 게이지가
점점 높아진다.

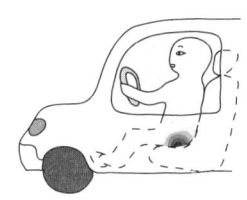

게다가 장시간 운전을 하면
배설의 신호가 와도 바로 해결을 못하는 경우가
더러 있기 때문에 괄약근이 약해지고
노폐물이 쌓여 각종 질환에 시달리기 십상이다.

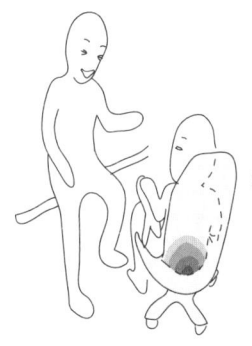

다른 운동과 달리 케겔운동은
운전을 하면서,
대화를 나누면서,
전화를 받으면서도 할수 있다.
사만사 말대로,
We can do it everywhere!

여건이 될 때마다 다음의
제대로 된 케겔 운동을 하는 습관을 들이자.

Step 1.

앉아서 하는 방법

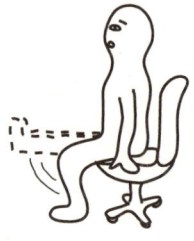

다리를 앞으로 쭉 펴면서
괄약근을 조여주고
5초간 정지한 뒤
다리를 원위치로 내리면서
괄약근을 풀어준다.

Step 2. 서서 하는 방법

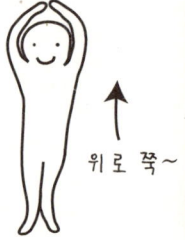

위로 쭉~

뒤꿈치를 붙이고
양발은 45도 각도로
벌린 상태에서
뒤꿈치를 최대한 들어올린다.
이때 괄약근이 조여지는데
이 상태로 5초간 정지한 후
뒤꿈치를 내려놓는다.

Step 3. 누워서 하는 방법

똑바로 누워서 무릎을 굽힌 채
엉덩이 들어올리고 내리고를
천천히 반복한다.

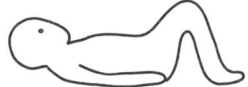 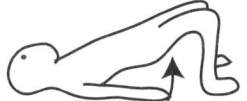

케겔 운동을 하면서
호흡을 지나치게 참거나
오랫동안 근육을 긴장시키는 것은
바람직하지 않다.

자연스럽고 느긋한 호흡으로
처음부터 욕심내지 말고 천천히 실시한다.
단, 어떤 자세로 하든
최소 30회 이상 반복하는 것이 효과적이다.

제 5 장

대화가 필요해

대화 치료

"그녀가 떠난 뒤로
이 방의 물건들을 위로하며 지낸다.
이 방에 점점 감정이 생겨난다."

-영화 <중경삼림> 중에서

인형이나 강아지랑 대화를 나누는 게 취미라는
연예인들을 볼 수가 있다.
우리는 그들을 '4차원'이라 부른다.

하지만
무심코 던진 부메랑이
100만배쯤 뻥튀기 되어 돌아오는 세상에서
그들은 스스로를 치유할 줄 아는
진정한 스트레스 해소의 고수가 아닐까?

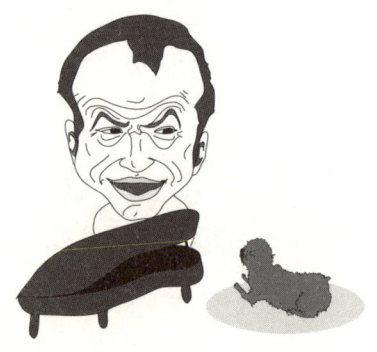

실연으로 마음이 허하다면...

혼자 놀기의 진수
(형사633/양조위- 중경삼림, 1994, 홍콩영화)

온 집안의 물건들과 대화를 나누는
이 남자를 보자.

너무 야위었어 전엔 통통했는데,
지금은 말랐어..왜그래? 자신감을 가져~

이것봐 왜 축쳐져 있는거야..
그만 울어..

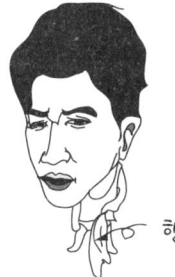
행주

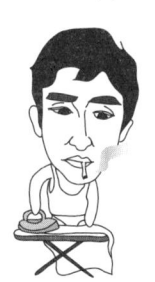
추워? 그럼 내가 따뜻하게 해주지..

비누

얘기좀해~ ,사람은 누구나 흔들릴때가 있어..
기회를 주자.

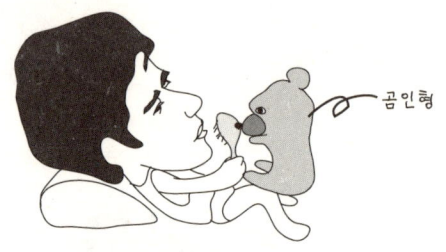

곰인형

수건, 인형, 맥주...
그는 방안의 모든 물건들과 이야기를 한다.

떠난 그녀를 잊기 위해
사물들에 감정이입하여 스스로 다짐하는 듯한
그 대화들...

나만 혼자라는 기분이 든다면...

내 사랑 윌슨씨
(척/톰 행크스 - 캐스트 어웨이, 2000, 미국영화)

어쩔 수 없이 공과 친구 먹은 남자도 있다.
세계 최고 운송회사의 직원인 척(톰 행크스).
갑작스런 비행기 사고로 바닷가 한가운데
무인도에서 홀로 살아가게 된다.

함께 남겨진 배구공에게
윌슨이란 이름을 붙여주고 대화를 나눈다

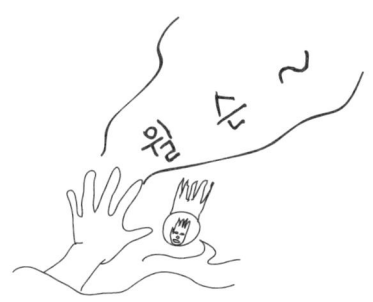

계속 숨쉬어야 해.
내일은 또 새로운 날이니까.
파도가 무엇을 새로 가져다줄지 모르잖아?

외롭고 심심하고
고독에 몸부림칠 때...
주변 사물들에 눈을 돌려보자.
남들이 보면, 미친 거 아냐? 할 수도 있지만
남 일에 길게 관심 갖는 사람은 없으니
그냥 내 맘대로 하자.

우주 안에 존재하는 모든 것은
서로 반응하고 치유하는 힘을 가진다고 한다.

밥 먹는 시간 외에는
늘 퍼질러 잠만 자는 강아지도 좋고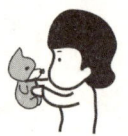
방구석의 꼬질꼬질한 인형도 괜찮다.

진실한 마음이 담긴 말을 건넨다면
그건 분명 나를 위한
치유의 메시지로 돌아올 것이다

물건을 어디에 뒀는지 몰라 답답하다면..

형사 놀이
(콜롬보/피터포크- 형사콜롬보, 1968, 미국NBC)

우리 집엔 블랙홀이 있다.
늘 그 자리에 있던 물건이 하루아침에 사라진다.
지금, 당장, 꼭, 필요한 그것을 찾고 싶다면
이 남자를 따라해보자.

후줄근한 레인코트에 부시시한 머리,
두툼한 시가를 즐겨 피우는 형사 콜롬보.
누가 무슨 말을 하든지 의문이 생기면
이리저리 돌아다니며 캐묻는다.

콜롬보 형사의 강점은
물론 뛰어난 추리력도 있겠지만,
범인들이 무심결에 한 사소한 말들조차
그냥 지나치지 않는 주의력일 것이다.

Just Follow

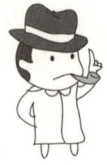

물건을 어디다 뒀는지 도통 생각이 안나
답답하고 미치겠는가?
그렇다면 형사콜롬보 놀이가 답이다!

Step 1.

종이와 펜을 준비하고
다음 질문들을 통해 기억을 더듬어보자

Step 2.

점검질문:
- 잃어버린 물건을
마지막으로 본(사용한) 기억은?
- 당시 착용한 옷이나 가방은?
- 평소 당신의 동선을 따라
물건을 뒀을만한 장소를 추적해봤는가?

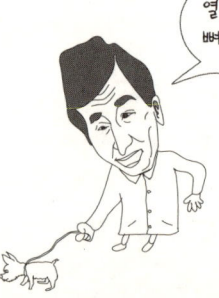

열쇠 찾아오면
뼈다귀 줄께~

Step 3.

필요한 경우,
가족들이나
애완견의 도움을 받는다.

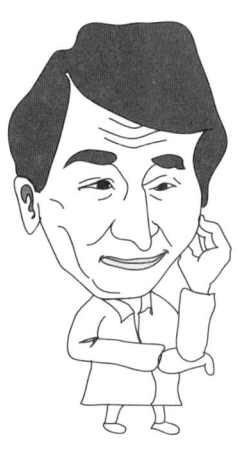

제6장

걱정없던 시절로 돌아가라
태아자세

"가장 이상적인 자세는
시체처럼 몸을 뻗어 위를 향해 눕지 않고,
좌우 한쪽을 밑으로 가게 하여
모로 웅크리는 것이다 ...
이 자세라면 시인은 모두 불후의 걸작을 쓰고,
철학자는 인간의 사상을 혁명하며,
과학자는 획기적인 발견을 할 수 있다."

-임어당 저 <생활의 발견> 중에서

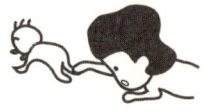

아이들은 식탁 밑이나 장롱 등
좁은 공간을 좋아한다.
먼지도 많고 자칫하다간 몸이 끼이거나
다칠 수 있어서 나오라고 해도
틈만 나면 다시 들어갈 기회를 노린다.

아이들이 이렇게 구석을 좋아하는 이유는
모태회귀본능이다.

좁고 어둡지만 편안하고 아늑했던 엄마 자궁을
무의식으로 동경했던 아이는
엄마의 뱃속을 연상시키는
구석진 공간을 찾아 들어가
비슷한 안정감을 맛보고 싶어 하는 것이다.

> 왠지 모르게 가슴이 답답하고
> 머릿속이 복잡하다면...

엄마 뱃속이 편했지!
(애비/캐서린 헤이글, 어글리 트루스, 2009, 미국영화)

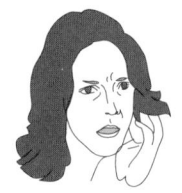

고품격 교양방송을 지향하는 건어물녀 애비는
솔직하고 거침없는 발언으로
방송계를 발칵 뒤집은 육식남
마이크와 함께 일하게 된 현실이
너무 괴롭기만 하다.

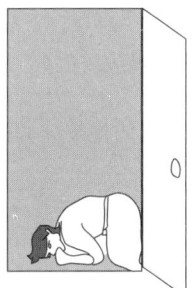

방송이 끝난 후 애비는
작고 밀폐된 공간으로 들어가
엄마뱃속의 태아처럼 웅크린다.

(조제/이케와키 치즈루, 조제 호랑이 그리고 물고기들, 2004, 일본영화)

다리가 불편한 조제는
할머니가 유모차에 태워
산책시켜주는 시간을 빼놓곤
장롱 속에 틀어박혀
할머니가 주워온 책을 읽으며
그녀가 보지 못한
세상을 상상한다.

왠지 모르게 가슴이 답답하고
머릿속이 복잡할 땐
걱정 없던 그 시절로
돌아가 보자.

엄마 뱃속으로 들어갈 순 없으니
엄마 뱃속처럼 좁고 어두운 곳을 찾아
몸을 웅크리고 누워 휴식을 취한다.
혹은 조제처럼 따뜻한 차를 한 잔 마시는 것도
마음의 평온을 되찾는 데 도움이 될 것이다.

Just Follow

걱정없던 시절로 돌아가게 해주는
태아자세 따라하기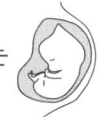

Step 1.
누워서 하는 태아자세

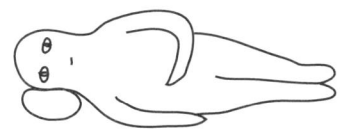

옆으로 눕는다. 이때 베개는 적어도
어깨 높이까지 올라오는 것으로 해야
몸에 무리가 안간다.

Step 2.

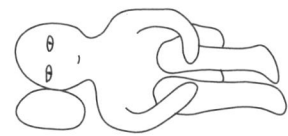

무릎을 구부려 몸을 자연스럽게 웅크린다.
다리 사이에 쿠션이나 베개를 끼면
척추에 가해지는 부담을 줄일 수 있다.
이 상태에서 깊은 호흡을 10회 정도 반복해
긴장을 풀고 편안해진다.

Step 1. 앉아서 하는 태아자세

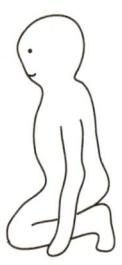

엉덩이가 발뒤꿈치에 닿도록
무릎을 꿇고 앉는다.

Step 2.

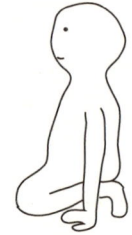

두 팔은 뒤로 돌려 양발의 옆에 놓고
손등이 바닥에 닿게 한다.

Step 3.

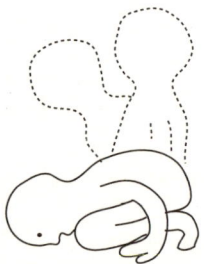

등을 둥글게 만들면서 상체를 앞으로 숙이고
이마를 바닥에 닿게 한다.
이 상태에서 호흡을 깊고 천천히
5회 반복한다.

카드 결제일에 대한 불안감이 엄습할 때

동굴 속으로
(딕, 제인/짐캐리, 티아 레오니-뻔뻔한 딕앤제인, 2006, 미국영화)

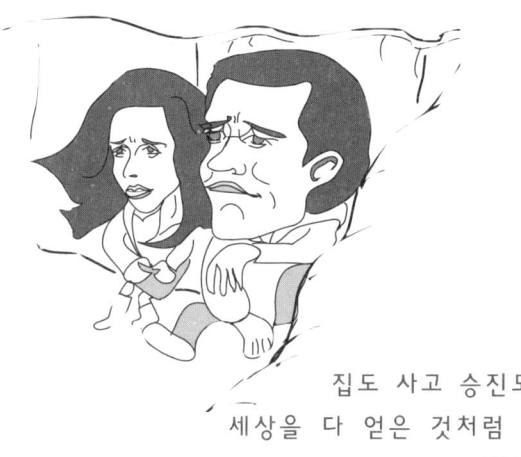

집도 사고 승진도 하고
세상을 다 얻은 것처럼 행복한
딕과 제인

꿈이 이루어졌다고 느끼는 순간
불행은 시작된다.

승진하고 첫 출근한 바로 그날 회사는 파산하고,
순식간에 빚더미에 오른 딕과 제인은
수영장을 만들려고 판 구덩이 속에 들어가
계산을 해보지만
답이 나오지 않는다.

아예 삽질해서 땅 파고 들어가 누운 부부도 있다

(지애/김남주, 달수/오지호-내조의 여왕, 2009, MBC드라마)

의지박약에 우유부단한 달수는
사교성도 없고 융통성도 없다.
오랜 백수 라이프 끝에
어렵게 들어간 회사 생활도 쉽지만은 않다.
그런 달수를 내조하느라 지친 지애.

어느 날, 동네 뒷산으로 올라간 부부는
구덩이를 파고 그 속에 둘이 누워
지난날을 반성하고 다시 태어나기로 결심한다.

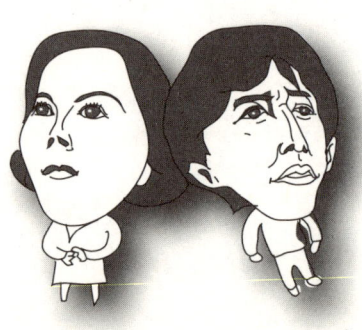

"여보, 나 살고 싶어.
사는 것처럼
제대로 살고 싶어!
죽지 못해 사는 게 아니라,
사는 것처럼!"

카드 결제일이 다가온다.
이번 달은 또 어떻게 막아야 하나...
이렇게 불안하고 초조할 때,
혼자서 조용히 안정을 취할 수 있는
구석진 장소를 찾아보자.
진짜로 삽질까지 할 필요는 없다.
편한 자세로 누워서 생각을 정리해보자.

영화와 드라마 속 부부들도
최악의 상황에서
마치 무덤 속으로 들어가듯
어제까지의 자신을 묻어버리고
새로운 나로 다시 태어났다.
달라진 마음가짐으로 어려워진 상황을
당당히 헤쳐나감은 물론이다.

숨막힐 듯 갑갑한 상황에선
체력적으로도 지치고 힘들게 마련이다.
이럴 때 발을 동동 구른다고
되는 건 아무 것도 없다.
방전된 배터리 같은 몸으로는
괜찮은 해결책을 찾을 리 만무하기 때문.
그러므로 달라진 내일을 맞으려면
먼저 나만의 동굴을 찾아 들어가
에너지를 재충전할 필요가 있다.

제 7 장

브라보 마이 라이프
뮤직 테라피

"노래하는 자는 우환을 멀리 쫓아버린다."

-세르반테스 (Cervantes)

晝耕夜讀(주경야독)이 아닌
晝耕夜樂(주경야락)
즉, 낮엔 일하고
밤엔 음악 삼매경에 빠지는
직장인 밴드가 점점 늘고 있다.
회사 업무만으로도 충분히 고되고 지칠텐데
꿀맛 같은 밤잠과 주말휴식을 반납하고
아마추어 밴드 활동을 하는 이유는 뭘까?
일단 이들의 이야기를 들어보자.

> 직장생활만으로는 채워지지 않는
> 공허함이 느껴진다면...

브라보 마이 뮤직 라이프
(조부장/백윤식 - 브라보 마이 라이프, 2007, 한국영화)

정년퇴임을 한 달 앞둔 조부장에겐
이루지 못한 꿈이 있다.
바로 드러머의 꿈.

조부장의 정년퇴임 공연을 위해
동료들이 밴드를 결성한다.

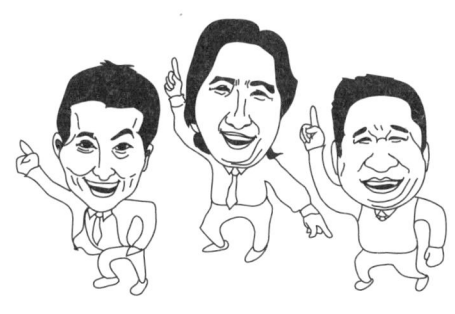

20년 전, 대학가요제 3번 탈락을 끝으로
전격 해체한 활화산 멤버들도 다시 뭉쳤다.

(기영/정진영 외 - 즐거운 인생, 2007, 한국 영화)

명퇴 후 백수로 눈칫밥 인생인 기영과
잘난 자식 뒷바라지로 낮엔 택배배달,
밤엔 대리운전을 하는 성욱(김윤식),
기러기 아빠 혁수(김상호)와
죽은 리더 상우의 아들 현준(장근석)은
꿀꿀한 그들의 인생을 달래줄
그룹 활화산을 재결성한다.

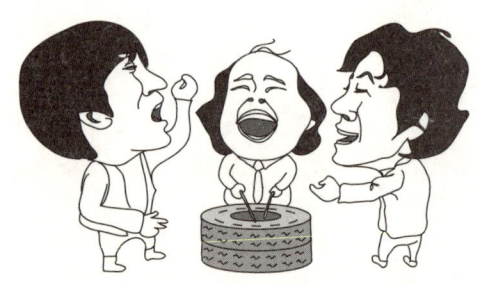

뜨거운 물에 개구리를 넣으면
개구리는 깜짝 놀라 뛰쳐나오지만
냄비에 물과 개구리를 넣고 서서히 가열하면
개구리는 자기가 삶아지고 있다는 것도 모르고
천천히 죽어간다는 얘기가 있다.

매일 지루한 일상을 반복하며 살아가는 이들은
뜨끔해할만한 얘기가 아닐까.
많은 이들이 직장생활에 공허함을 느끼지만
그래도 밥값은 하고 산다는 생각에
일상에 안주하곤 한다.
언젠가 좋아하는 일을 찾겠다거나
조금 더 벌면 그만 두겠다는 다짐도
점점 희미해지고...

냄비 속 개구리가 되지 않기 위해
꼭 당장 뛰쳐나올 필요는 없다.
영화 속 주인공들처럼
조금씩 앞으로 나아가는 것도 괜찮지 않겠는가?
악기를 배워도 좋고, 도예, 커피, 와인도 좋다.
무기력을 벗어 던지고 능동적으로 살아보자.
새로운 시도는 언제나
새로운 기회의 문을 열어주는 법이니까.

온 몸이 pure 스트레스 100%일 때는
볼륨을 왕창 키우고 음악을 듣거나
목이 터져라 노래를 불러 제끼고 나면
답답했던 마음이
조금은 시원해지는 걸 느낄 수 있다.

노래 부르기가
스트레스 해소에 많은 도움을 준다는 건
더 이상 말할 필요가 없다.

혹시 모두가 잠든 깊은 밤이거나
주위 사람들이 신경 쓰일 때
아님 노래에 자신이 없을 땐
립싱크를 해보자.

8옥타브까지 안 올라가면 어떻고
조형기 아저씨처럼
콩글리쉬 발음이면 또 어떠랴...
열정적으로 헤드뱅잉 하면서
목마를 땐 맥주 한 모금씩 들이키면서
한 서너곡 쯤 불러제끼면
몸과 마음이 새로운 기운으로 차오르는
신기한 경험을 하게 될 것이다.

살면서 지금껏 뭘했나 하는 자괴감이 든다면...

고음불가

(브리짓존스/르네젤위거 - 브리짓존스의 일기, 2001, 영국영화)

거실 구석에 널부러진 대걸레마냥
소파 위에 찰싹 붙어있던 그녀가
갑자기 일어나 노래를 부른다.

파자마만 입고 옆에 술병을 낀 브리짓.
몸부림치며 절규하듯 립싱크를 한다.
곡목은 그녀의 처절한 마음이 듬뿍 담긴
All by myself ~

혼자 살기는 싫다규!!

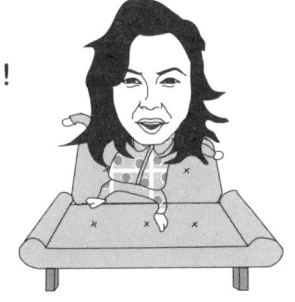

동서양을 막론하고,
서른을 넘긴 여자가 아직 혼자라면
시시때때로 별의 별 생각이 다 들게 마련이다.

세상의 모든 올드미스들은
영국처녀 브리짓 존스나
프랑스처녀 클라라처럼
이런 생각 한 두번쯤은 해보지 않았을까.

스무살 땐...
불확실한 앞날쯤은 문제가 안됐지
자신감도 있고, 포부도 크고...
하지만 이제 40이야.
해 놓은 것도 없고,
아직도 집세 걱정에
희망도 없고 너무 처량해
난 외톨이야.
이제 아이도 낳을 수 없게 돼.
그렇다고 남자를 찾아다니고 싶지도 않아.
그건 생각만해도..

-영화 <타인의 취향> 중 클라라의 대사

Just Follow

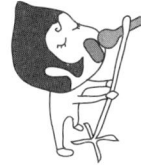

브리짓존스처럼 립싱크하며 스트레스 풀기!
여기 부르고 나면 속이 다 후련해질만한
영화와 드라마 속 노래 몇 곡을 추천한다.

Song 1.   all by myself

브리짓존스의 일기 이후
그녀와 비슷한 처지에 있는
많은 싱글 여성들의 애창곡으로 자리잡음.
시원하게 내지르는 데는 역시
셀린느 디옹 버전이 좋겠다.

Hard to be sure
Sometimes I feel so insecure
And loves so distant and obscure
remains the cure

확신하기 어려워.
때로는 불안하기도 해.
멀리 희미하게 느껴지는 사랑만이
치유할 수 있겠지.

Song 2. *Hey Jude*

설명이 필요없는 비틀즈의 명곡!
이 곡을 추천한 이유는
역시 뒷부분의
나나나 나나나나~ 때문.
영화 Across the universe 삽입곡

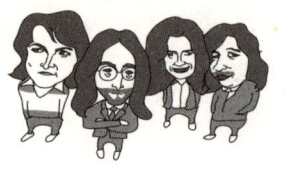

And anytime you feel the pain
hey jude refrain
Don't carry the pain upon your shoulders

고통스러울 때는
헤이 쥬드, 한발짝 물러서
네 어깨로 모든 짐을 지려하지 마

Song 3. 세월이 가면

세월이 가도 변함없이 열창하게 만드는 노래
드라마 에덴의 동쪽에서 송승헌이 부르며 울컥한 곡.

세월이 가면
가슴이 터질듯한
그리운 마음이야 잊는다해도
한없이 소중했던 사랑이 있었음을
잊지 말고 기억해줘요.

Song 4.   It's my life

여전히 멋진 중년 록커 본조비.
중년에 접어든 사람답게 인생에 대해 한 말씀 하신다.
이 노래가 ost에 수록됐는지는 모르겠지만,
뮤직비디오만큼은 영화 〈롤라런〉에서 모티브를 따왔다고.

It's my life
It's now or never
I ain't gonna live forever
I just wanna live while I am alive
My heart is like an open highway
Like Frankie said I did it my way
I just wanna live while I am alive
It's my life.

내 인생이야.
지금 단 한번 뿐인
영원히 살것도 아니잖아
난 그냥 살아있는 동안 제대로 살고 싶어.
내 심장은 고속도로처럼 열려 있고
프랭크 시나트라 말처럼 난 내 식대로 살았다고
난 그냥 살아있는 동안 제대로 살고 싶어.
내 인생인 걸.

Song 5. Ain't no mountain high enough

영화 스텝맘에 삽입된 노래.
파자마를 입은 엄마와 두 아이들이
방안을 방방 뛰어다니며
타미테렐과 마빈게이의 이 노래를 부른다.
참 슬프고도 아름다운 장면.

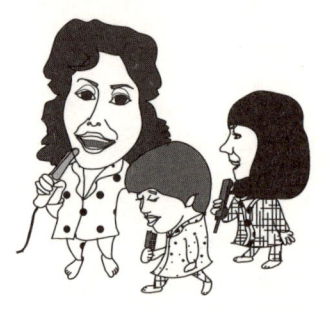

Ain't no mountain high enough
Ain't no valley low enough
Ain't no river wide enough
to keep me from getting to you

그렇게 높은 산은 없어
그렇게 깊은 골짜기도 없어
그렇게 넓은 강도 없어
내가 너에게 가는 것을 막을 수 있는

음악을 들으면 우리 몸에
엔돌핀, 세로토닌, 멜라토닌과 같은
호르몬이 분비되어
스트레스가 풀리고 면역력이 좋아진다.

노래 부르기는 정서적 안정감을 주며
악기 연주는 감정 표현의 배출구로
집중력을 향상시키고 정서를 이완해준다.

전문가들에 따르면,
우울할 때는 먼저 어두운 음악을 들으며
마음과 음악을 일치시키고
차차 마음이 안정되면
밝은 분위기의 음악을 듣는 것이
효과적이라고 한다.
좋은 음악은 우리 몸의 스트레스 백신이다.

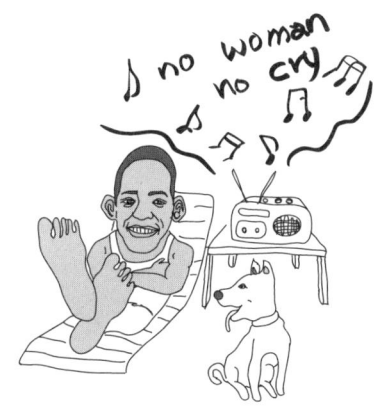

제8장

레옹이 끝까지 화분을 지킨 까닭은?
식물에 의지하기

"근데 왜 핀란드 인들은
고요하고 편하게 보일까요?"
"숲이 있거든요."
"숲이라고요?"
"우리에겐 울창한 숲이 있어요."

-영화 <카모메 식당> 중에서

막무가내인 상사/고객을 상대했다면...

나의 사랑 나의 화분
(레옹/장르노- 레옹, 1994, 프랑스영화)

레옹의 취미는 화초 가꾸기.
그는 화초를 아이처럼 소중히 다룬다.
킬러의 메마르고 황폐한 삶에
위안이 되고, 소통을 가능하게 하는 건
바로 이 녹색식물이다.

한 손엔 총을
다른 손엔 화분을...

레옹은 도대체 왜
화분 속 화초를
자신의 분신처럼
애지중지하는 걸까?

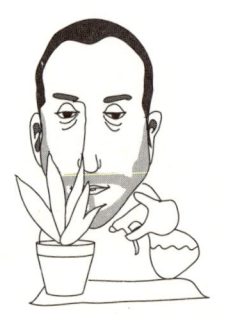

**"이 화초는 나와 같아.
뿌리를 한 곳에 내리지 못하고 살아가지"**

식물은 유해물질을 흡수하고 음이온을 발산하여
실내공기를 정화한다.

또, 화초를 기르면 성취감과 책임감이 생겨
몸과 마음이 건강해진다.

색채와 인간의 심리, 생리적 관계를
연구한 결과를 보면,
녹색은 피로를 풀어주고
정서적 안정을 준다고 한다.

고로 식물을 바라보는 것만으로도
스트레스가 풀릴 수 있다는 사실!

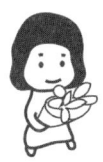

Just Follow

스트레스 해소에 도움이 되는 식물가꾸기

거실

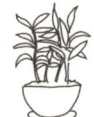 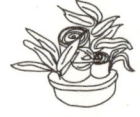 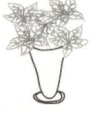 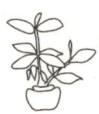

아레카야자　　행운목　　　산호수　　　고무나무

전자제품이 많은 공간에서 휘발성 유해물질제거능력이
뛰어나고 건조한 실내에 충분한 수분을 공급해주는 식물

주방

 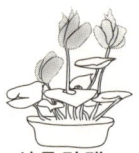

스킨답서스　　　　　시클라멘

조리시 배출되는 일산화탄소 제거에 탁월한 식물

화장실

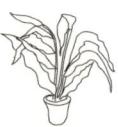 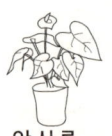 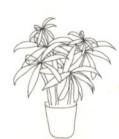

스파트필름　　　안시륨　　　　관음죽

암모니아 냄새 제거 능력이 뛰어난 식물

사무실 공부방

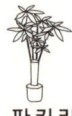 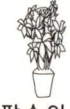

파키라　　　　팔손이　　　　로즈마리

머리를 맑게 하고 기억력 향상에 도움을 주는 식물

화초 기르기 Tip

1. 물주기

식물마다, 온도와 습도에 따라
관수량이 달라지므로
정보를 충분히 습득한 후 물을 준다.
한번 줄 때는 흠뻑~ 화분 밑으로 물이 줄줄 새도록.
찔끔찔끔 주면 흙이 굳어 배수가 안돼 뿌리가 썩는다.

2. 세수시켜주기

식물은 잎으로도 숨을 쉬기 때문에
가끔씩 잎에 묻어있는 먼지들을 닦아준다.
아기들을 세수시키듯 조심스럽게 다룬다.

3. 보약주기

계절이 바뀔 때마다 영양제를 주거나
배양토를 조금씩 보충해 준다.

4. 더불어 살기

식물에겐 너무 지나친 관심도 무관심도 모두 독이다.
가끔씩 말도 걸어주고, 좋은 음악도 같이 듣고
잘 가꾼 식물들과 신선하고 깨끗한 환경에서
스트레스 제로 상태로 살아봅시닷!!

가족과의 갈등이 깊다면...

나무가 네 고민을 가져간다
(아리/다니엘오떼유- 제8요일, 1996, 프랑스영화)

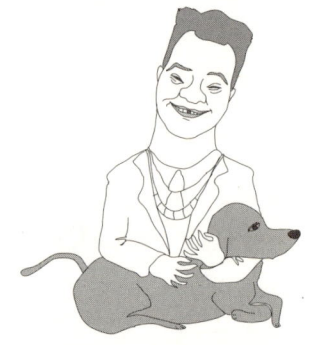

슬픈 아리의 마음을 달래주는 것도
바로 나무와 숲이다.

아내와 아이들에게 외면당해 슬퍼하는
아리를 데리고 숲으로 간 조르쥬.
그는 아리를 나무에 기대어 앉게 하고
마음을 안정시킨다.

둘은 풀밭에 누워 좋은 1분을 보낸다.
둘의 얼굴이 점점 평온해진다.

가족에 관한 고민은 누구나 갖고 있지만
가장 터놓고 얘기하기 어려운 고민이기도 하다.
아무리 노력해도 내뜻대로 안되는 게
가족이라고들 하지 않는가?

일본에는
"나무가 네 고민을 가져간다."는 속담이 있다.

그러니 고민이 깊어져 마음의 병이 되기 전에
한없이 믿음직스럽고, 한없이 속 깊은
나무에 기대보자.

　나무가 당신의 고민을 가져갈 것이다.

Just Follow

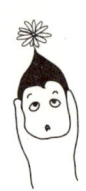

조르쥬처럼 나무에 의지하기

Step 1.

숲속을 거닐다 보면
몸과 마음이
깨끗해지는 기분이다.

등을 기대어 쉴만한
나무를 찾는다.

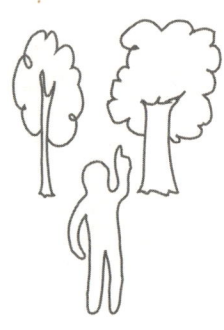

Step 2.

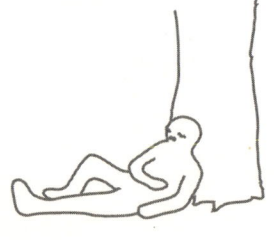

나무가 있으면
등을 대고 서도 좋고
등과 머리를 모두 기대어
앉아도 좋다.

Step 3.

눈을 감고
깊은 심호흡을 해보자.
코로 숨을 들이마시고
입으로 내쉬면서
"나무가 내 고민을 가져간다"고
조용히 읊어본다.

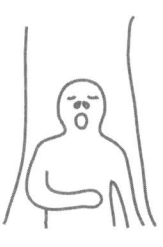

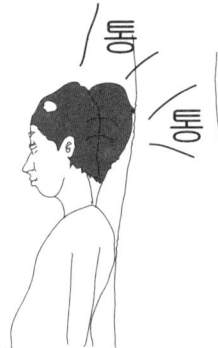

약수터 어르신들이나
딱따구리처럼
나무에 등을 기대고
머리를 가볍게
부딪혀 주는 것도
좋은 방법!

제 9 장
내 인생의 소울푸드
영양 요법

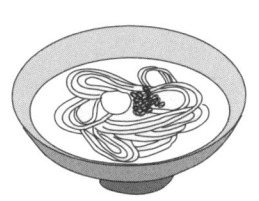

"맛있는 것을 먹을 때
사람들은 누구나 웃는 법이지."

-영화 <우동> 중에서

상점이나 관공서에서 불친절한 응대에 맘 상했다면...

달콤 쌉싸름한 치유제
(비안느/줄리엣 비노쉬 - 초콜릿, 2001, 영국영화)

100년간 어떤 변화도 거부하고
보수적 신앙심을 유지해온 프랑스의 작은 마을에
신비로운 여인 비안느(줄리엣 비노쉬)가 나타나
초콜릿 가게를 연다.

그녀가 만드는 초콜릿은
마법처럼 사람의 마음을 움직여
노인들은 활기를 찾아 뜨거운 사랑을 갈구하고,
위기의 연인들은 다시 불타는 사랑을 하게 되고,
사이 나쁜 이웃들은 화해의 악수를 한다.

초콜릿은 이런 신비로운 마력을 갖고 있다.
특히 다크 초콜릿 안에는
폴리페놀이라는 항산화 성분이 들어있어
심장병과 암 예방에 도움이 되고
스트레스 호르몬 분비가 줄어
기분이 좋아진다.

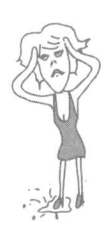
상점이나 관공서에서 불쾌했던 경험
누구든 한 번쯤 있을 것이다.
특히 나처럼 소심한 사람들은
계산대나 데스크 너머로
무뚝뚝하거나 귀찮아 하는 표정이
살짝만 보여도
쉽게 상처 입는데,
사실 너무 맘 상해 하진 말아야 한다.

그들도 인간이기에
언제나 기분 좋을 수는 없는 법.

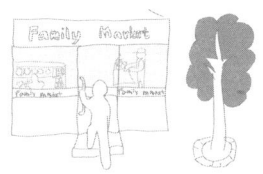

불친절한 응대에 좀 씁쓸~해진 날엔
가장 가까운 편의점에 들러
달콤 쌉싸름한 치유제를 복용하자.
효과는 생각보다 빨리 나타난다.

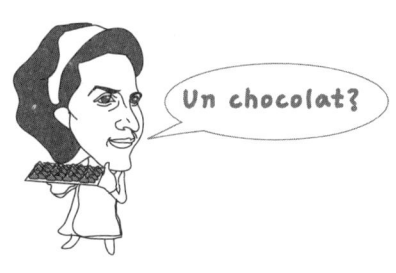

> 이사, 이별 등 새로운 상황에
> 맞닥뜨리게 됐다면...

일본인의 소울푸드 '오니기리'

(마사코/모타이 마사코 - 카모메식당, 2006, 일본영화)

핀란드 헬싱키의 어느 길모퉁이에는
일본 여성 사치에가 운영하는
카모메 식당이 있다.

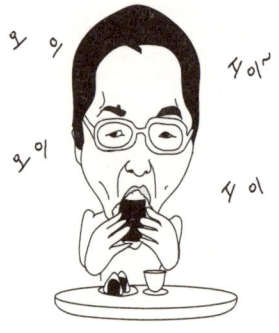

트렁크를 분실한 채 낯선 땅에 발을 디디게 된
마사코 아주머니는 우연히 이 식당에 들어와
사치에가 만들어준 주먹밥(오니기리)을 먹으며
마음의 위안을 얻고,
진정한 여유를 되찾는다.

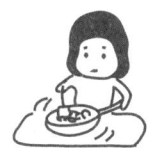
10여년 전,
미국에 어학연수를 갔을 때 일이다.
낯선 미국 땅...
친구와 둘이서 겁도 없이
LA 구석구석을 3일 동안 돌아다니다가
학교 기숙사에 도착하자마자
트렁크 한 귀퉁이에 있던 고추장을 꺼내
닭볶음탕을 만들어 허겁지겁 먹었다.

그 때 우릴 지켜보던 남미 애들의 그 눈총이란..
(니들이 만든 치즈냄새가 더 토할 꺼 같거든~!)

낯선 곳, 낯선 사람들에게서 받는 스트레스는
상상이상이다. 낯선 환경에 적응하기까지
그 쓸쓸함과 외로움은 오롯이 내 몫인 것이다.

그럴 땐 내 마음에 위안을 주는
소울 푸드를 먹어보자.
어린 시절 목욕탕 갈 때마다 먹던
바나나맛 우유라든가
소풍갈 때 엄마가 싸주셨던
노란 단무지 물든 김밥...

소울 푸드는 치유의 또 다른 이름이다.

Just Follow

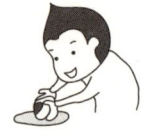

소울푸드 오니기리 레시피

Step 1.

재료준비

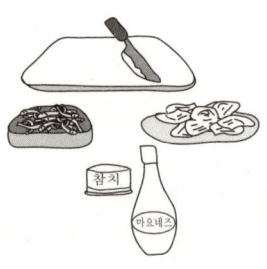

냉장고를 뒤져 반찬을 살핀다.
멸치볶음이나 먹다 남은 불고기,
깡통참치도 좋고 그냥 김치만 있어도 충분하다.
속에 넣기 좋게 잘게 다진다.

김치는 물기를 약간 제거하고,
참치는 마요네즈에 버무려둔다.

Step 2.

비닐 장갑을 끼고
한 주먹의 밥에 준비한 재료를 넣고
삼각형 모양으로 잘 만든다.

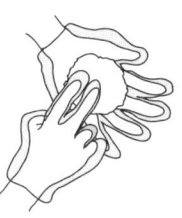

Step 3.

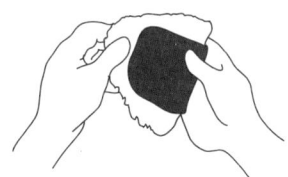

구운 김을 3cm*10cm로 잘라 이쁘게 둘러준다.

좀더 업그레이드 된 맛을 원한다면
밥에 후리가케나 깨소금, 참기름을 넣어 고루 섞는다.
오니기리에 간장이나 미소(일본된장)를 살짝 발라
후라이팬에 구워도 좋다.

Just Follow

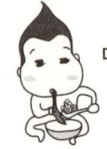
매일 똑같은 메뉴, 뭘 먹을까 고민하기도 지겹다면?
16강 음식월드컵을 진행해보자~

- 김치/된장찌게
- 설렁탕

- 닭볶음탕
- 돈까스

- 삼겹살
- 보쌈/족발

- 생선초밥
- 장어구이

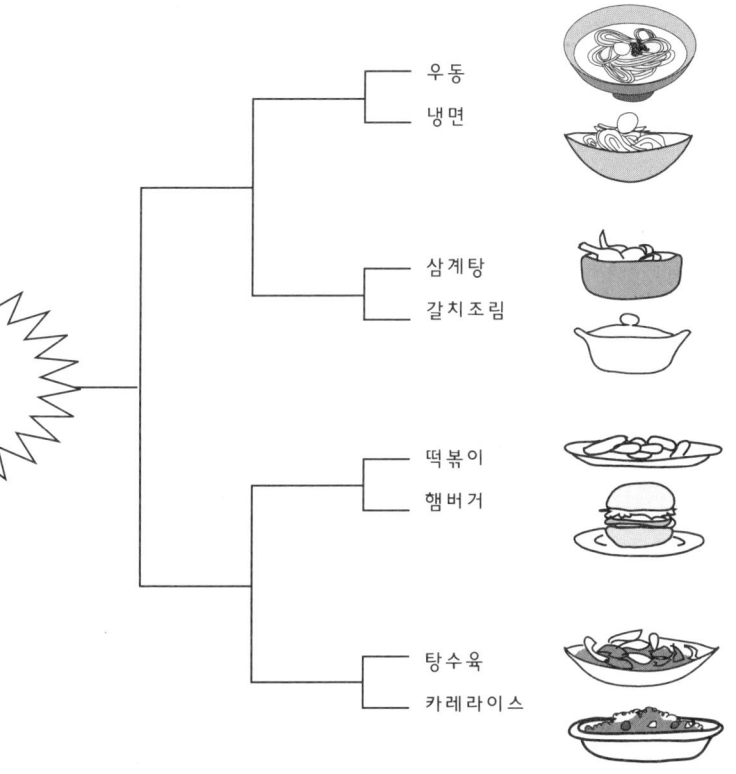

제10장

맨 땅에 헤딩

물구나무서기

"누구든 저를 따라 나서준다면
지금 이 순간은
우울한 이 바닥에서
정말 재미있고, 감동적이고,
진실한 무언가가 시작된
바로 그 순간이 될 것입니다.

함께 새출발 합시다.
여기 있는 이 물고기말고
저와 함께 가실 분 또 없습니까?"

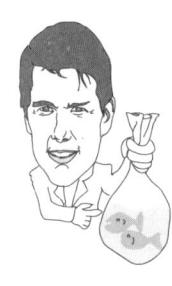

-영화 <제리 맥과이어> 중에서

> 일이 순조롭게 풀리지 않아
> 초조하고 불안하다면...

맨 땅에 헤딩?
(제리/톰 크루즈- 제리 맥과이어, 1996, 미국영화)

불현듯 떠오른 아주 조그만 생각의 씨앗을
현실에 싹틔우기 위해
밤새 눈을 반짝이며 글을 써내려가는 제리

복잡하게 얽힌 생각의 실타래를 풀기 위해
심호흡을 하고 거꾸로 선다.

행여 쓰러질까 몸에 힘이 바짝 들어간다.
하지만 물구나무서기를 하면 할수록
온몸의 힘을 빼고 한곳으로 집중해야만
가능하다는 것을 깨닫는다.

긴장을 풀고 무념무상의 상태에서
물구나무서기를 하고나면
머리가 보다 명료해지는 것을 느낄 수 있다.

직립보행을 하는 인간들에게
물구나무서기와 같은 자세의 변화는
각 기관의 순환에 도움을 주어
기능을 강화시키고
그 누구도 막을 수 없는 중력의 작용,
즉, 나이가 들수록 키가 줄어들고
피부가 늘어지며 생기는 주름살 등등...을
감소시켜 준다.

단,
몸은 무거운데 목이나 허리가 약한 사람,
혈압이 높은 사람들은 삼가는 것이 좋다.

Just Follow

마감시간은 다가오는데 일이 술술 풀리지 않아
불안하고 초조하다면
주저 말고 물구나무서기를 해보자.
거꾸로 바라보는 세상은
분명 종전과 다를 것이다.

Step 1.

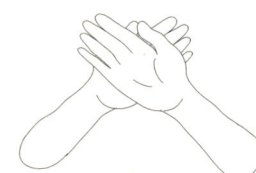

손바닥은 그림과 같이 포개고
팔꿈치부터 손등까지 바닥에
닿은 채로 웅크린다.

Step 2.

표시된 지점에 앞이마와 정수리의
중간지점을 대고 목이 다치지 않도록
적당히 긴장한다.

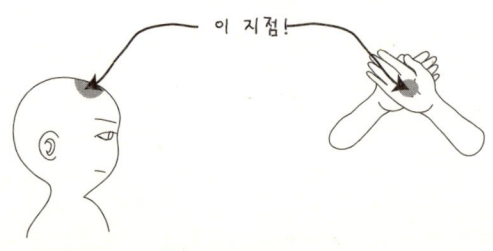

이 지점!

Step 3.

머리를 대고 웅크린 자세에서 엉덩이를 최대한 치켜세운다.

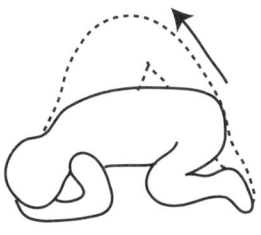

Step 4.

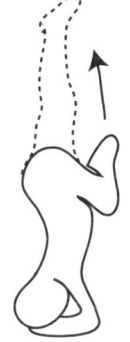

허리에 힘을 유지하면서 발을 오무린 상태로 천천히 들어올리고, 중심이 충분히 잡혔다는 느낌이 들면 천장을 향해 쭉 뻗는다.

Step 5.

물구나무 선 상태에서 깊은 호흡을 10~20회 반복한다. 이 때 입을 벌리지 않도록 주의하자.

물구나무에서 내려오면, 바로 일어서지 말고 웅크린 상태에서 목을 좌우로 충분히 돌려준 다음 일어서도록 한다.

제11장

나만의 핫라인

전화하기

"오늘 세상이 끝날지 모른다고 걱정하지마
오스트레일리아는 벌써 내일이야."

-피너츠(peanuts) 중에서

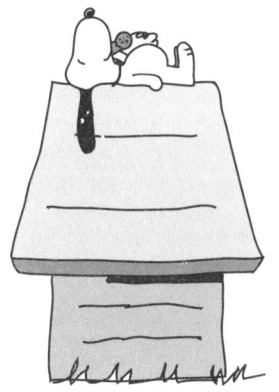

심심하거나 짜증나거나 황당한 일이 생겼을 땐
휴대폰을 뒤진다.

엄마나 이모 혹은 남편
또는 친한 친구들을 떠올리며
상황에 따라 각기 다른 단축번호를 누른다.

잠깐이라도 그들과 전화 통화를 하고 나면
마음의 위안을 받곤 한다.
뭘 꼭 해결해주지 않아도 좋다.
그저 내 얘기를 들어주고,
내 기분을 같이 느껴주고
어쩔 땐 더 흥분해주고...

요즘은 서로 바빠 자주 통화하진 못하지만
기꺼이 내 근심걱정을 나누는 그대들이 있어
오늘도 숨 쉬고 산다.

> 시시껄렁한 일 때문에 기분 잡쳤다면…

나의 암씨롱 친구
(샐리/맥 라이언- 해리가 샐리를 만났을 때, 1989, 미국영화)

남녀 간에도 우정이 가능한가에 대해
설전을 벌이던 해리(빌리 크리스탈)와 샐리는
마음을 터놓는 친구가 되기로 한다.

기분 나쁜 일이 있어도
궁금한 게 있어도
TV에서 카사블랑카를 보면서도
시도 때도 없이 전화 통화를 한다.

그러던 어느 날 밤,
옛 애인의 결혼소식을 들은 샐리는
울먹이는 목소리로
해리에게 전화를 건다.

이날 밤. 그들의 우정이 사랑으로 변하던
그 결정적인 순간에
전화가 있었다.

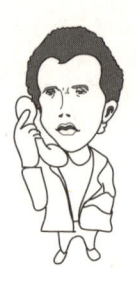 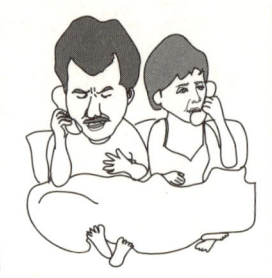 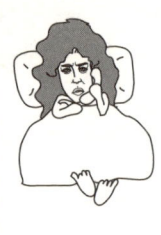

"어젯밤에 해리가 집에 왔었어."
"어제 샐리네 집에 갔었어."

당신에게도 이런 친구가 있는가?
골치아플 때 두통약보다 더 효과가 좋은,
시시콜콜한 얘기도 아무렇지 않게 들어주는,
느닷없이 전화해 다짜고자 뭘 물어도
웃으면서 대답해주는...

이런 친구라면 당연히
단축번호 0번을 배정받을 자격이 있다.

지금 현재 단축번호 0번 친구,
즉 나만의 핫라인이 없는 사람들은
핫라인 구축을 위해 분발하시길 바란다.
단언컨대, 전화 걸 친구가 있고 없고는
하늘과 땅 차이다.

운전 중 졸려서 스트레스 받는다면..

큰성~끊지 마~!
(막동이/한석규- 초록물고기, 1997, 한국영화)

막동이(한석규)가 배태곤(문성근)의 사주로
김양길(명계남)을 살해하고
전화박스에서 큰형에게 전화를 건다.
시시콜콜 다 얘기할 순 없어도
수화기 너머로 들리는 형 목소리에
불안하고 초조한 마음이 차츰 누그러진다.

> 큰성이야?
> 큰성... 나야 ~ 막동이 ..
> 엄마는 .. 엄마 어디 갔어?
> 나 잘 있어 괜찮어..
> 큰성! 전화 끊지마 ~ 전화 끊지마

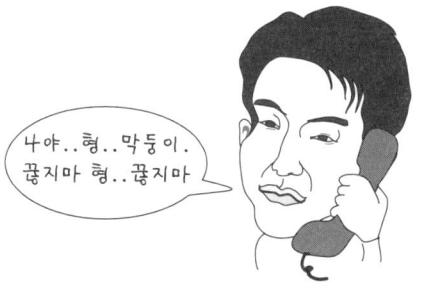

Just Follow

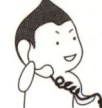 졸음운전 탈출하기!

운전 중이다.
점심을 잔뜩 먹고 거래처로 이동중.
날씨는 덥고, 길은 막히고..
나른해지면서 눈꺼풀이 점점내려온다.
껌을 씹어도, 노래를 크게 틀어도
별 효과가 없다.

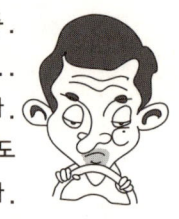

그럼 이렇게 해볼까?   성냥개비로 눈에
                      기둥만들기

따귀 때리기
아니면 이렇게..?

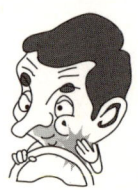

차량용 라이터로 손 학대하기

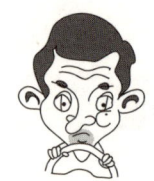

그것도 안되면 이렇게..?

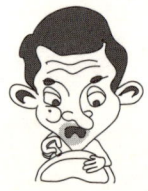

이럴 땐,
휴대전화를 들고 전화부 목록을 뒤져라.
한 명씩 천천히 살피다 보면
이 짜증나는 상황에서
날 구원해줄 누군가가 보일 것이다.
즉시 그에게 전화를 걸어 수다를 떨자!!
그리고 좀 자극적인 대화들..(뒷담화?)로
밀려드는 잠을 쫓아버리자!

핸즈프리로 친구와 통화하기

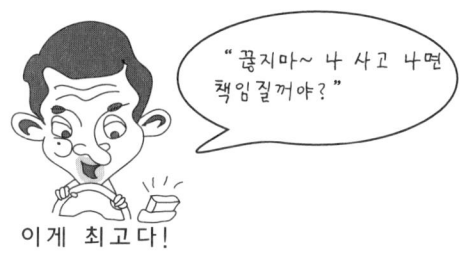

이게 최고다!

여기서 간과해선 안 될 두 가지.

첫째, 그가 통화를 해도 괜찮은 상황인지를
확실히 파악한다.

둘째, 운전 중 헤드셋은 필수!
교통사고 예방도 예방이지만
까딱하다 벌금 낼 수 있기 때문이다.

(미스터빈의 홀리데이, 2007, 영국영화)

제12장

뽀빠이의 시금치
약물요법

뽀빠이는
올리브가 도와달라고 소리칠 때마다
늘 시금치 한 캔을 먹고
울끈이 불끈이로 변신하여
쌩~달려간다.

시금치를 먹으면
정말 뽀빠이처럼 힘이 세질까?

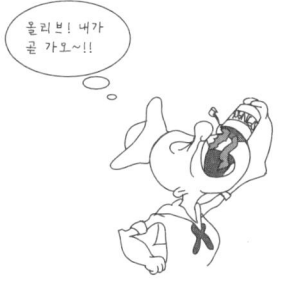

머리부터 발끝까지 간장 바르는 아저씨를
TV에서 본 적이 있다.
화장품도 치약도 식염수도 필요 없다.
간장 하나면 모든 것이 오케이.

10여년 전,
당뇨 합병증으로 고생했다는 아저씨는
갈라지고 트는 피부에
간장을 바르기 시작했다고 한다.
다행히 상처도 잘 아물고
좋아지는 걸 느꼈다고...

이거말유~
피부에 양보하세유~

그 후론 간장 매니아가 되어
피부에 수시로 간장을 바르신단다.
아무리 생각해도 상처에 소금을 뿌리는 것과
다른 게 없는 것 같은데...
믿거나 말거나 아저씨 생각에
간장만한 피부보호제는 없는 거다.

> 오다가다 불쾌한 일을 당했다면...

플라시보라도 괜찮아
(거스/마이클 콘스탄틴- 나의 그리스식 웨딩, 2002, 미국영화)

버짐, 부은 발, 뾰루지...
모든 병엔 유리세정제 윈덱스를 뿌리는 게
최상의 처방이라고 믿는 주인공의 아버지 거스.

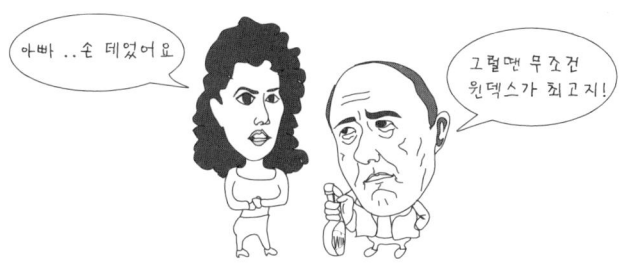

상처받은 마음에
정말로 빨간약을 바르시는 분도 계시다.

(영자/고두심 - 꽃보다 아름다워, 2004, KBS드라마)

미수(한고은)와 인철(김명민)이
헤어졌다는 말을 들은 미수 어머니 영자는
속상한 마음에 가슴에다 빨간약을 바른다

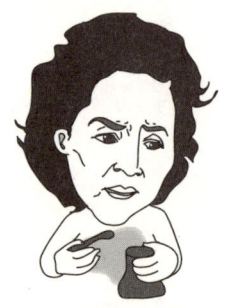

"내가 마음이 아파가지고...
이거 바르면 괜찮을거 같아서.."
"엄마 왜 이래.
이거는 가슴에 바르는 약이 아니잖아.
엄마 이거는..."
"바르고 싶어. 미옥아."

어렸을 땐,
넘어져서 무릎이 깨졌을 때나
칼로 손을 베었을 때도
엄마는 무조건 빨간약을 발라줬다.
피만 보면 부들부들 떨었던 난
빨간약을 바르는 것조차도 무서웠지만
눈물 콧물 흘려가며
상처위에 발라지는 빨간약을 보고 있으면
왠지 금방 나을 것 같은 기분이 들곤 했다.
그 시절의 우리에게 빨간약은
그냥 만병통치약이었다.

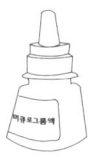

환자에게 가짜약을 주면서 효과가 있다고 말하면
실제 약을 먹은 것처럼 치유되는 현상을
플라시보 효과라 한다.

독일 함부르크-에펜도르프 대학
팔트 아이퍼트 박사가 이끄는 연구진은
실험 대상자들에게 똑같은 크림을 나눠주며
매우 효과적인 진통제와 보호크림의
2가지 종류라고 설명했다.

흥미롭게도, 실험 대상자들은
매우 효과적인 진통제를 발랐을 때
통증이 덜했다고 말했고
실제 MRI 촬영에서도
동일한 결과가 나타났다고 한다.
이것이 바로 플라시보 효과를
과학적으로 뒷받침해주는 증거!

뭐든지 생각하기에 달렸다!

달콤하고 부드러운 코코아 한잔
종합비타민 한알
말뼈가루 칼슘제
헛개나무 추출물
어떤 것이든 좋다.

머리아프고 속상하고 기분 다운될 때
나를 재부팅시켜줄
나만의 빨간약을 찾아보자.

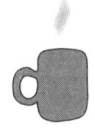 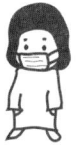

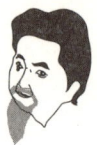

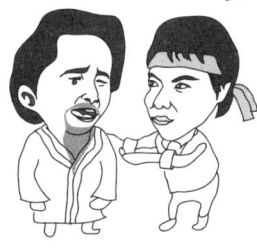

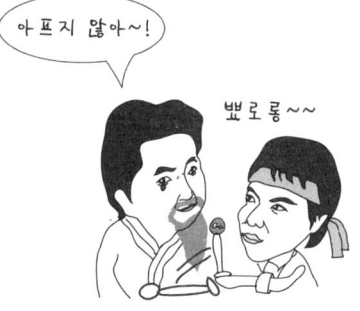

제 1 3 장

5회말 클리닝타임

청소하기

"책을 구상하기 가장 좋은 때는 바로
설거지 할 때다"

- 아가사 크리스티 (Agatha Christie)

야구장에선 5회까지의 공격과 수비가 끝나면
10분 동안의 클리닝 타임이 주어진다.

내야에는
흙을 고르는 작업차량이 왔다 갔다 하고
후보 선수들은 모두 뛰어나와 몸을 푼다.
전광판에선 관중들을 위한 이벤트가 진행되고
간식 먹기, 화장실 다녀오기... 등등의
많은 일들이 벌어진다.

열심히 일한 당신에게도
이렇게 몸과 마음을 클리닝하는 시간이
필요하진 않은지?

> 일은 쌓였는데 도무지
>   의욕이 나질 않는다면...

정신을 맑게 해주는 청소
(다니엘/로빈윌리엄스- 미세스다웃파이어, 1994, 미국영화)

여기, 뚱뚱한 엉덩이를 흔들며 청소를 하는
한 여사님을 보자.

아내에게 이혼당한
다니엘(로빈 윌리암스)은
여장을 하고
아내집의 가정부로 취직한다.
온몸을 요란하게 흔들며
Dude(Looks like a lady)에 맞춰
열심히 청소하는 다니엘!!

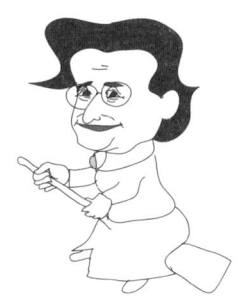

가뜩이나 일은 쌓여있고 머리도 복잡한데
방은 완전 폭탄맞은 듯하다.
이럴 땐 하던 일은 잠시 미뤄두고
청소를 해보자.

133

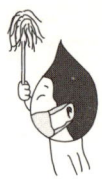 # Just Follow

클리닝 타임 갖기

Step 1.

일단 창문을 열고
구석구석 쌓인
먼지들을 털어낸다.

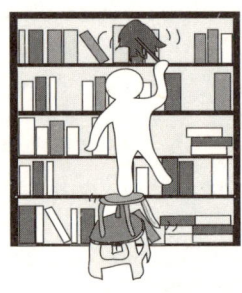

Step 2.

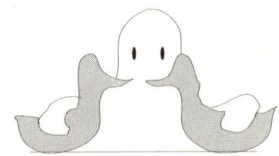

물건들을 제자리에 정리한다.

Step 3.

모든 물건들이 반짝반짝
제자리를 찾을 때쯤이면
복잡한 내 마음도,
헝클어진 내 머릿속도
정돈될 것이다.

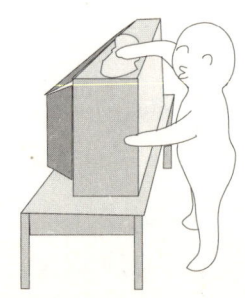

> 남편, 시댁식구들 때문에
> 속에서 천불이 난다면...

우리도 접시를 깨자
(대발이 엄마/김혜자- 사랑이 뭐길래, 1992, MBC드라마)

뼛속까지 가부장적인 남편 때문에
늘 기죽어 사는 대발이 엄마의
반항이 시작됐다.
접시를 깨뜨리자!!

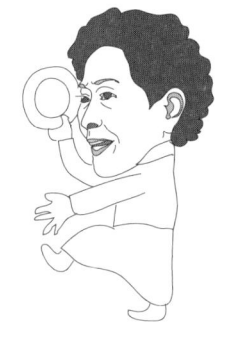

나에게 유난히 까칠한 여자들은
바로 시어머니와 시누이다.
더이상 친해지지도 멀어지지도 않는
여자들은 손위 혹은 손아래동서들이고...
며느리를 딸처럼,
시누이나 동서를 언니동생처럼 생각한다는 것...
끝까지 그렇게 할 자신 없으면
그냥 안 하는 게 낫다.

명절이나 집안행사에서 만난
시World 패밀리 때문에 짜증이 났다면
접시깨기를 한 번 시도해보자. 효과만점이다.

인간의 본능 중에는 파괴본능이 있다.
심리학자들은 가끔씩 이 파괴본능을 표출하는 게
정신건강에 도움이 된다고 하지만
마음대로 이 본능을 발산할 수 없다는 게 문제!

일본의 한 샵에서
사람들의 스트레스를 해결하고자 만든 아이템이
대대적인 인기를 끌었다.
그것은 바로 접시깨기!
사람들이 접시를 깨기 위해
줄을 서서 기다릴 정도로
그 인기는 가히 폭발적이었다고...

우리나라의 한 백화점에서도
주부들의 스트레스 해소를 위해
접시 깨뜨리기 이벤트를 열었다고 하니
그 효과는 상상이상??

접시깨기는 우리의 숨겨진 본능을 표출함으로써
스트레스를 해소하는 괜찮은 방법이지만,
진짜 접시를 깨는 것이 경제적으로 부담 되거나
안전상으로 문제가 될 수도 있다.
이럴 땐 뭐 접시깨기 플래시 게임으로
대체하는 것도 방법이랄까?

> 마주치고 싶지 않은 상대를
> 우연히 만난 날에는...

분노의 빨래
(이경민/김래원 - 옥탑방고양이, 2003, MBC드라마)

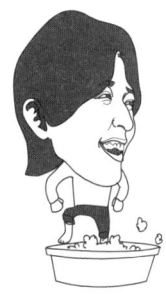

할아버지로부터
정은의 집에서 나오라는 말을 들은
경민(김래원)은
복잡한 마음을 날려버리기 위해
서툴지만 열심히 이불빨래를 한다.

다시는 마주치고 싶지 않는 상대를
우연히 만난 날...
기분이 완전 찝찝하다.
그럴 땐 빨래를 해보면 어떨까?
감정이입은 완전 내 맘이다.

얄미운 그 사람을 생각하며
비비고 주무르고 헹구다보면
내 맘의 얼룩들도
쏙 빠져나가지 않을까?

> 숙취 때문에 일이 손에 잘
> 안잡힌다면...

분노의 양치질
(강혁/차인표- 홍콩익스프레스, 2005, SBS드라마)

아는 사람은 누구나 다 아는 차인표식 양치질.

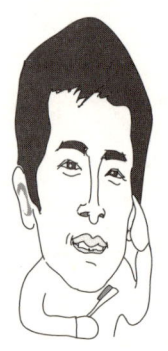

눈을 떴다.
어제 마신 술 때문에
입안이 텁텁하다.
이게 입인지 재떨인지...
내 입 냄새에
내가 깜짝 놀랄 지경이다.

이럴 땐 일단 양치질을 하자.
뽀독뽀독하게 양치질을 하고 나면
기분까지 상쾌해진다.

Just Follow

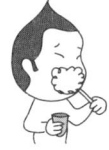
양치질을 제대로 하는 사람은 의외로 드물다.
이번 기회에 올바른 양치법을 숙지하여
숙취해소에도 주저없이 활용하도록 하자.

Step 1.

준비물: 칫솔&치약

준비물을 챙겨
화장실로 전진한다.

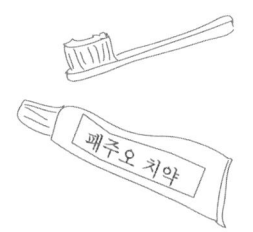

Step 2.

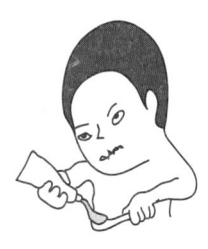

세면대 거울 앞에 서서
치약을 아낌없이 짠뒤
다음 순서에 따라
닦아나간다.

(양치질을 하는 도중
잠이 깨면서
어제의 거지같은 기분이
되살아날수도 있다)

여기서 잠깐! 올바른 양치 순서는 이렇다.

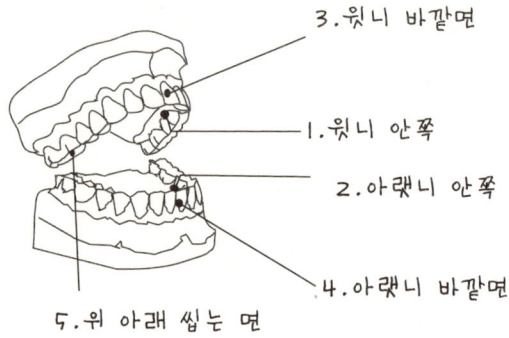

3. 윗니 바깥면
1. 윗니 안쪽
2. 아랫니 안쪽
4. 아랫니 바깥면
5. 위 아래 씹는 면

Step 3.

올바른 양치 순서대로
칫솔을 빠르게 움직이면서
내면의 분노도 함께 끄집어낸다.

이때, 액션과 표정은 터프하게
하되, 치아에 분풀이하지는 말자.
그러다 임플란트라도 하게 되면..
휴...생돈 나갈 생각에 눈물난다.

Step 4.

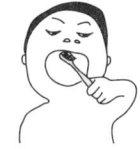 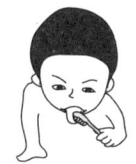

마지막으로 입천장과 혀를 닦는다.
입천장과 혀는 세균번식이 쉬워
입냄새의 주범이 되는 곳이기 때문에
특히 신경써서 닦는다.

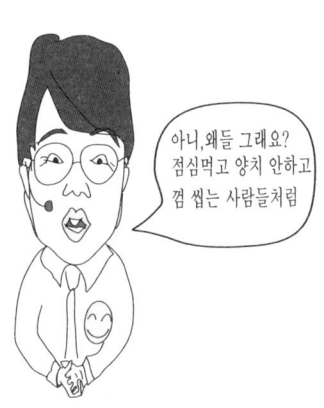

아니, 왜들 그래요?
점심먹고 양치 안하고
껌 씹는 사람들처럼

제14장
달빛소나타
월광욕(月光浴)

"하나의 커다란 피자파이 같은 달빛이
　　그대의 이마를 때릴 때,
　그것은 황홀한 사랑의 징조다."

　　　　　-영화 <문스트럭> 중에서

정월대보름이나 추석이 되면
둥글둥글 커다랗게 뜬 보름달을 보며
소원을 빌라고들 한다.
달에게 영험한 힘이 있다고 믿은 걸까?

장희빈 등 무수히 많은 사극에서도
여인들이 아들을 갖기 위하여
보름달이 뜨는 밤에 몸을 정갈히 하고
온몸으로 달빛을 흡입한다.

서양에서도 달빛은 신비로운 힘을 보여준다.

> 다이어트, 배란 등 신체리듬 때문에
> 신경이 날카롭다면…

달빛목욕

(로레타/쉐어 - 문스트럭, 1987, 미국영화)

로레타(쉐어)가 시동생이 될 뻔한
로니(니콜라스 케이지)와
사랑을 나누게 된 그 밤,
창밖에는 커다란 보름달이
방을 비추고 있었다.

로레타의 엄마 아빠가
사랑에 빠졌을 때도,
바람 피우는 남편 때문에
쓸쓸히 혼자 식당에서 밥을 먹던 엄마가
낯선 남자와 합석했다가
집까지 함께 걸어오던 그 길에
미묘하게 설레는 마음이었을 때도,
머리 위엔 둥근 보름달이 떠 있었다.

이렇게 달은 그 마법 같은 힘으로
사람들을 사랑에 빠지게 한다.

예로부터 달은,

여성의 음기를 고양하고 에너지를 강화시키는
신비로운 힘을 가지고 있다고 전해진다.
그래서 결혼을 앞둔 여인네들은
보름에 가깝게 혼인날을 정하고
아들을 낳기 위해 달의 정기를 받아들이는
'달힘 마시기'를 밤새도록 했다고 한다.

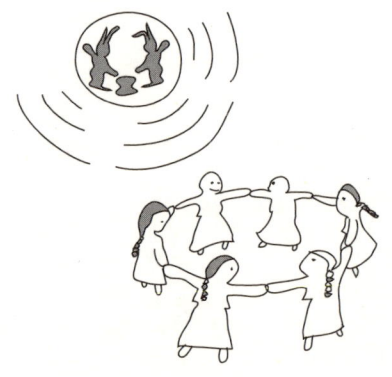

Just Follow

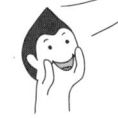
신체리듬 때문에 신경이 날카로운 날에는 온몸으로 달빛을 받으며 달빛 목욕을 해보자.

Step 1.

달이 환히 비추는 곳을 찾아 온몸으로 달빛을 느낀다

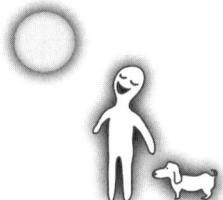

Step 2.

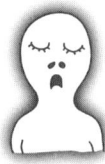

깊이 숨을 들이마시며 달의 정기를 받아들이고 다시 천천히 내쉬면서 몸 밖으로 배출한다.

Step 3.

2의 과정을 여러 번 되풀이 하면서 신비로운 달빛의 힘을 온몸으로 느껴보자.

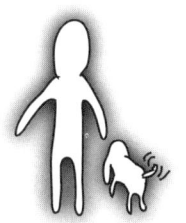

제15장
저스트 두 잇!
걷거나 혹은 달리거나

"실연당한 후 달리기를 시작했다.
한참을 정신없이 달리다보면 땀이 흐른다.
수분이 다 빠져나가버리면
눈물이 나오지 않을 거라 믿기 때문이다."

－영화 <중경삼림> 중에서

남편과 싸우다가 마음이 답답해지면
무조건 나가서 걷기 시작한다.
일단 발길 닿는 대로 좀 걷고 나면
머릿속이 좀 정리되면서
이런 저런 생각이 들곤 하지...
혹시 날 찾으러 나오진 않았을까...부터
왜 이렇게 싸우게 됐을까...
집에 돌아가면 이런 말들을 해야지.... 하다가
결론은 늘 똑같다.

담부턴 내가 나오지 말고
남편을 내쫓아야겠다는 것!

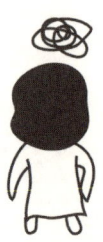

> 이런저런 잡생각에
> 잠이 오지 않는다면...

제자리 만보걷기
(여자 김씨/정려원 - 김씨표류기, 2009, 한국영화)

이마의 상처 때문에
어린 시절 왕따를 당한 여자 김씨.
그녀는 3년째 자기 방에서만 지내는
은둔형 외톨이(히키코모리)다.

하지만 만보기를 차고
하루에 꼭 만보를 걷고야 마는
나름의 규칙이 있다.

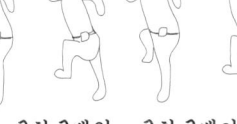

구천구백일~ 구천구백이...

흔히들
심장을 튼튼하게 하고, 혈압과 혈당량을 낮춰
동맥경화 등의 성인병을 예방하는 데
걷기만큼 좋은 운동이 없다고 한다.

처음부터 만보까진 아니더라도
꾸준히 걷는 습관을 들이면
건강과 다이어트에 좋은 스트레스 해소법을
저절로 체득하는 셈이 될 것이다.

Just Follow

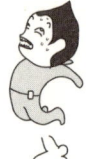
잠이 안오는 밤에는 살찔까봐 뭐 먹기도 그렇고 어디 나가서 뭐 하기도 그렇다. 그렇다고 가만히 누워서 불면증을 키울 수도 없고...이럴 땐 그저 제자리 걷기와 같은 가벼운 운동이 최고다.

Step 1. 나의 평소 운동량 측정

일단 만보기를 차고
내가 하루에 얼마나 움직이는지를 측정해보자.
4000보 이하를 움직였다면
활동량이 너무 적은 것이다.
건강유지를 위해선 하루에
적어도 5000보 이상은 걸어야.

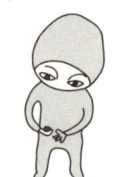

Step 2. 평소 자신의 활동양을 토대로
자기 전 제자리 걷기의 목표량을 설정한다.
예컨대, 4000보 이하로 움직였던 사람은
6000보를 더 걸어 하루 만보 채우는 것을
목표로 한다.

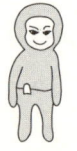 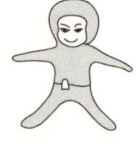 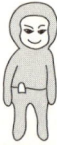 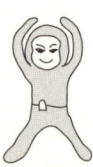

만보기를 차고 피티체조를 해도 좋다~

> 일하느라 힘들어 죽겠는데
> 아내/연인이 몰라준다면...

점프 점프
(제이디/브래드피트- 델마와 루이스, 1991, 미국영화)

사정 모르는 아내나 연인의 불평에
짜증으로 맞서지 말고 이들을 벤치마킹해보자.

루이스(지나 데이비스)를 유혹해 하룻밤을 보내고
그녀의 돈을 훔쳐 달아나는 제이디.

침대위에서 카우보이 모자와
드라이어를 들고
콩콩 뛰는 모습이
섹시하면서도
모성본능을 자극한다.

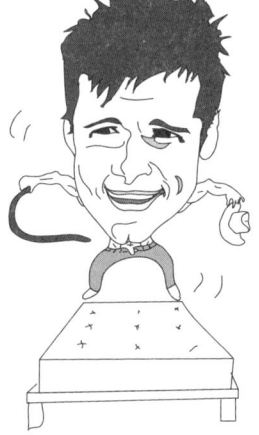

당시 무명이던 브래드 피트를 단숨에 각인시킨
바로 그 장면이다.

(신활/이정재 - 트리플, 2009, MBC 드라마)

부상당한 하루(민효린)가 고향으로 내려가자
그녀의 빈자리를 느끼는 활(이정재).
하루가 운동하던 트램펄린 위에서
아이처럼 방방 뛰어본다.

퇴근시간인 오후 6시무렵 걸려오는
남편의 전화는
그날의 기분을 마무리짓곤 한다.
일하느라 늦는다고 해도
그런 날이 반복되다보면
나도 모르게 뾰족해지는 건 어쩔 수 없다.

잦은 회식이나 야근으로
아내나 연인이 토라져 있다면,
브래드처럼 침대 위에서 애교 타임을 가져보자.
브래드피트나 이정재의 비주얼만은 못하더라도
당신의 정성과 노력에
그녀의 분노가 눈 녹듯 사라지지 않을까?

남자의 얼굴에 언뜻 스치는
천진난만한 아이같은 표정은
여자의 마음을 사르르 녹아내리게 만드니까...

> 좋아하는 사람에게
> 보기 좋게 차였다면..

눈물 대신 달리기
(경찰223/금성무- 중경삼림, 1995, 홍콩영화)

실연당한 금성무가 운동장을 뛰고 있다.

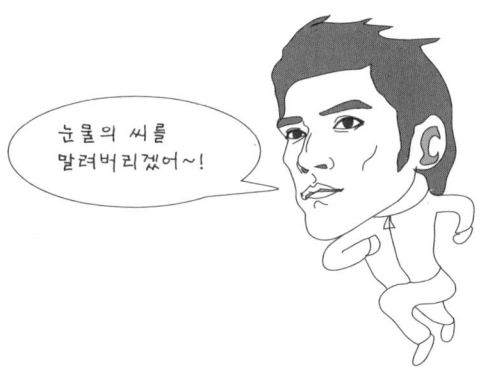

눈물의 씨를 말려버리겠어~!

도대체 이렇게 잘생긴 남자가
무슨 연유에서 차인 건지 모르겠다.
누군가에게 차일 때는 언제나
이유를 알.수.없.다.

달리기를 하면
우리 뇌에 산소가 두 배로 공급되고
엔돌핀이 분비되어
날아갈 듯한 기분을 맛볼 수 있다.

우리 몸에 맞게 적당히 달리면
실연에 대한 스트레스 해소는 물론
다이어트까지 일석이조!!
떠나간 사랑을 잊으려 달리다가
또 다른 사랑이 찾아올 수도 있다는 말이다.

단,
너무 오버해서 미친듯이 달리면
토 나온다.

**신체적 이상(탈모, 여드름 등)이
신경쓰여 아무일도 못하겠다면..**

Run Forrest Run!!
(포레스트검프/톰행크스- 포레스트검프, 1994, 미국영화)

IQ 75에 다리도 불편한 포레스트는
늘 또래들에게 따돌림 당한다.
그의 곁에서 따뜻하게 챙겨주는 유일한 친구는
제니.

어느 날, 돌팔매질을 당하던 포레스트에게
제니는 달리라고 외치는데...
얼떨결에 달리기 시작한 포레스트는
다리의 보정기구도 잊은 채 뛰게 되고,
결국 자신에게
빨리 달릴 수 있는 능력이 있음을 알게 된다.

생각지도 못했던 신체적 변화들은
우릴 적잖이 당황시킨다.
문득 거울에 비친 내 머리가 휑~하다면,
중요한 모임 전 피부가 홀랑 뒤집어졌다면,
그때부터 머릿속엔 온통 그 생각 뿐이고
헤어나올 수 없는 고민의 늪에 빠져든다.

물론 그 마음 다 안다.
그 누구보다 머리숱에 민감한 나다.
머리 묶다가 고무줄 터져보는 게
내 일생일대의 소원이다.

하지만 고민의 늪에서 허우적거리며
시간을 축낸다면, 오히려 점점 더 헤어나오기
힘든 상황으로 치닫게 될 가능성이 크다.
제자리에서 발버둥치기보다
눈을 돌려 새로운 기회를 찾는 것.
그것이 늪에서 탈출하는 가장 빠른 방법임을
우리의 주인공 포레스트 검프는 말해준다.

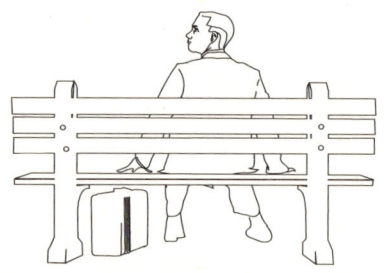

"인생은 초콜렛 상자에 있는 초콜렛과 같다.
어떤 초콜렛을 선택하느냐에 따라 맛이 달라지듯이
우리의 인생도 어떻게 선택하느냐에 따라
인생의 결과가 달라질 수 있다."

> 가족들 볼 면목도 없고
> 스스로가 초라하게 느껴진다면...

10분만에 남산오르기
(장가필/이문식 - 플라이대디, 2006, 한국영화)

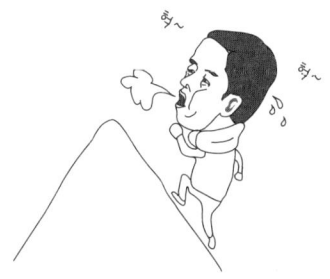

위기에 처한 딸을 지키지 못한 장가필(이문식)이
전설의 쌈짱 승석(이준기)에게 찾아와
특훈을 요청한다.

철봉 매달리기, 야구공 피하기,
남산을 10분만에 주파하기...

가필은 몸과 마음을 다지는
훈련 덕에
근육질의 몸짱으로
거듭난다.

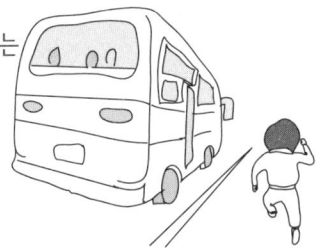

등산은 인내의 예술이라는 말이 있다.
산에 오르는 것은 다른 누구도 아닌
오로지 나 자신과의 싸움이기 때문이다.

꿈을 이루는 데 가장 큰 방해꾼은
바로 나 자신이다.
나 자신과의 싸움에서 이긴다면
그 어떤 꿈도 이룰 수 있다.

지금 당신은 스스로 실패했다고 느끼는가?
주위의 기대에 못미치는 자신이
한 없이 실망스러운가?

그렇다면 등산에 도전해 보자.
당신이 자신과의 싸움에서 이길 수 있다면
어떤 그 무엇도 극복해낼 수 있다.

> 누군가를 반드시 이기고 싶다면..

계단 뛰어오르기
(록키/실베스타 스탤론 - 록키, 1976, 미국영화)

록키는 새벽마다
필라델피아 광장을 오르내리며 훈련을 한다.

이때 울려 퍼지는 'Gonna Fly Now'
계단만 보면 뛰어오르고 싶은 욕구가
생기게 만드는 음악이다.

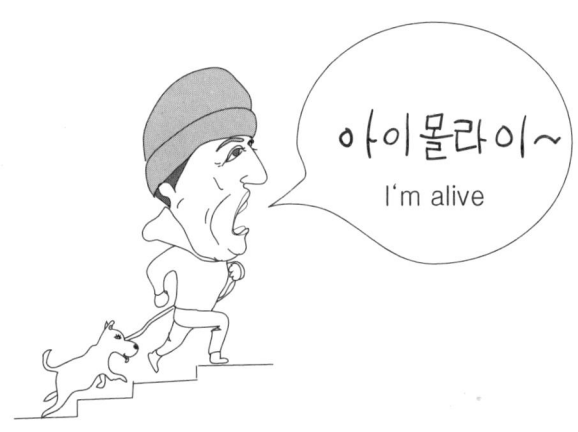

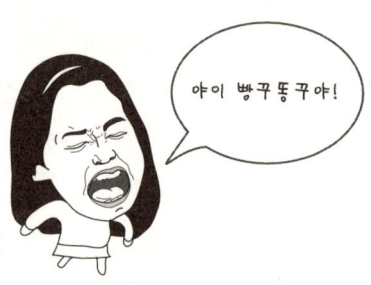

지붕 뚫고 하이킥의
해리도 그랬다.

자신보다 공부도 미술도 달리기도 잘하는 신애를
꼭 한번 이기고 싶어
체육교사인 엄마와 아침마다 계단을 오르내리며
강도 높은 훈련을 한다

걷거나 혹은 달리거나...
이런 저런 스트레스 상황에서
몸을 움직이는 건 가장 좋은 해소방법이다.
상황에 따라 걷거나 달리거나...
힘들면 제자리 걷기도 좋다.

걷기나 달리기에 집중하다 보면
어느 순간 마음이 차분해지고
평온해지는 것을 경험하게 될 것이다.

네가 얼마나 성공적으로 사느냐가 아니라
네가 얼마나 삶을 치열하게 사느냐가 중요한거야.
조금씩 앞으로 전진하면서,
그러면서 하나씩 얻어나가는 거야.
계속 전진하면서 말야.
그게 바로 진정한 승리야.

-영화 <록키> 중에서

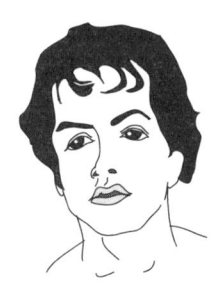

제16장

물의 치유력을 믿어라

찬물 요법

"물은 우리에게 언제나 필요한
유일한 약일지 모른다."

-찰리 라이리의 <물의 치유력> 중에서

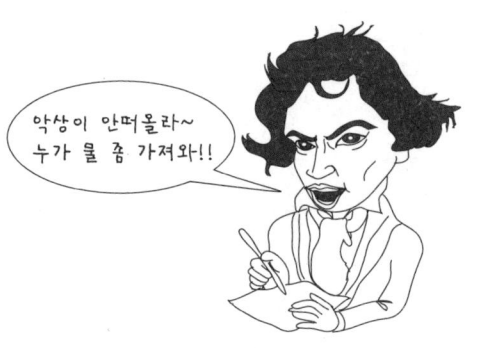

위대한 작곡가 베토벤은
악상이 떠오르지 않을 때
머리에 찬물을 들이붓는 버릇이 있었다.

마루에서의 얼음물 샤워 때문에
아래층은 물난리가 나기 일쑤였고
아랫집 사람들 불평이 이만저만이 아니었다고...

그래서 베토벤은 자주 이사를 다녔다는
기록이 남아 있다.

혼자만 바보된 것 같아
어쩔 줄 모르겠다면...

Hot 뜨거!
(브라이언/에드워드 노튼- 키핑더페이스, 2000, 미국영화)

초등학교 시절부터 오랜 친구인
제이크(벤 스틸러)와 브라이언.
둘은 각각 랍비와 신부로
떠오르는 신세대 성직자들이다.

그들 앞에 갑자기
동창생 애나(제나 엘프먼)가
나타나게 되고,
셋은 복잡 미묘한 감정으로 어울린다.
그러다가 제이크와 애나는 커플이 되고...
뒤늦게 이 사실을 알게 된 브라이언은
충격을 받아 우정, 사랑, 종교 사이에서
심각하게 갈등하고 고민한다.

제이크와 애나가 연인이란 소식에 충격을 받아
생수를 머리에 붓는 브라이언.

살다 보면,
머리가 뜨거워지는 상황이 한두번이 아니다.
순식간에 얼굴이 달아오르고
온몸은 부글부글 끓어오르는...

이럴 땐 그냥 불을 끈다는 심정으로
머리나 얼굴에 물을 뿌려보자.

달아오른 열도 식혀주면서
정신이 번쩍 들어
좀 더 냉정한 판단을 할 수 있지 않을까?

묻지도 따지지도 말고 물의 치유력을 믿어보자.
베토벤도 하고, 에드워드 노튼도 했다.
다 할만 하니까 한 거다.

Just Follow

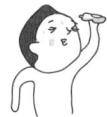

특단의 조치! 생수샤워 하기

생수샤워의 세 가지 방법

Step 1.
스트레스 강도

에비앙 등의 워터스프레이를 뿌려준다
피부도 생각하면서 살짝 열을 식혀주는 정도?

Step 2.
스트레스 강도

500ml 생수 페트병을
머리에 콸콸 부어버린다.
누군가와 목청 높여 다툴 때나
열에 들떠 격렬하게 움직인 뒤 시도하면
냉정도 되찾고 상대방에게 위협적으로 보일 수도 있어
매우 효과적이다.

Step 3.
스트레스 강도

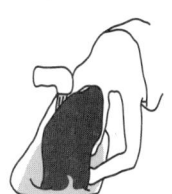

세면대에 물을 가득 받아 놓고
머리를 푹 담근다.
주로 답 안 나올 때 실시한다.

제17장

욕이 칙오!
욕하기

욕이라고 굴레 벗은 말은 아니다.
개망나니는 더욱 아니다.
욕일수록 염치 갖추고 경위 바르다.
좀 사납고 망측하긴 해도
경위 바른 것으로 보상되고도 남는다.

경위 없이 잘나고,
염치 없이 지체 높고 점잖은 축들보다
백 배 나은 게 욕이다

-김열규 저 <욕, 그 카타르시스의 미학> 중에서

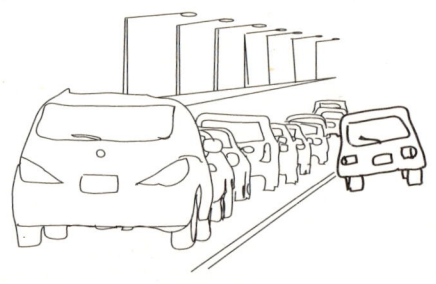

봄 여름 가을 겨울...
주말의 영동고속도로는
우리나라 인구의 절반쯤은 나와 있는 것 같다.
아침 일찍 서둘렀건만 제자리 걸음중인 차들...
모처럼 놀러가는 기분이 바닥으로 주저앉는다.

요럴 때, 얌체처럼 꼭 끼어드는 차들이 있다.
저 혼자 갓길로 신나게 달리다가
깜박이도 안 켜고 머리부터 들이미는
얄미운 것들!!
정말 욕 나오신다.

진짜로 욕하기엔 내 입만 더러워질 것 같고,
뚜껑 열리기 일보 직전일 때,
김영옥 할머니처럼 시원~하게 한번 질러보자!

> 운전 중 다른 차가
> 예의 없이 끼어들었다면...

속까지 후련한 욕하기
(김영옥- 올드미스다이어리, 2004, KBS시트콤)

30년 전통 욕쟁이 할머니 순댓국집에 가서
김영옥 할머니는 한수 위의 실력을 선보인다.

"염병, 땀병에 갖다 버릴
속병에 걸려가지고
땀통이 끊어지면
끝나는 거고
시베리아 벌판에서
얼어 죽을 년 같으니...
십장생 같으니...

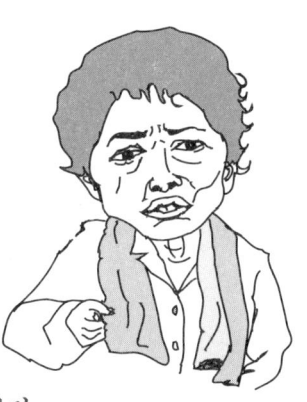

염병, 땀병에 땀통이 끊어지면
그냥 죽는거야 이년아.
이런 개나리를 봤나, 야 이 십장생아.
야 굴까라 그래, 야 이 시베리아야.
예라이 쌍화차야...
야이 시베리아 벌판에서 굴이나 까라."

영국 킬 대학 (Keele University)의
심리학과 리처드 스티븐스 연구팀은
64명의 학생을 대상으로
'욕하기가 고통을 줄여주는가'에 대해 실험했다.

결과는?
그렇다!이다.

하지도 말아야 하고 먹지도 말아야 할 것...
그것이 바로 욕이다.
허나,
욕먹어 마땅한 경우가 있고,
욕먹어도 싼 인간들이 수두룩하니
아예 안하고 안 먹고 살순 없을 듯...

운전 중 누군가가 깜빡이도 안 켜고
무작정 들이댈 때,
꾸물거리는 앞차 때문에 신호에 걸렸을 때,
우리 김영옥 할머니(a.k.a. 할미넴)의
욕을 따라해보자.

Just Follow

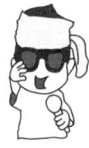
다음은 김영옥 할머니의 레파토리를
기억하기 좋게(?) 정리한 것이다.
화날 때마다 바로 써먹을 수 있도록
잘 암기해두자.

할미넴의 디스(?) 따라잡기

*굵은 글씨에 악센트를 준다

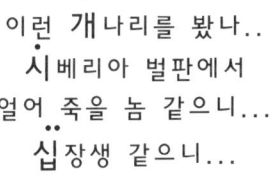

이런 **개**나리를 봤나..
시베리아 벌판에서
얼어 죽을 놈 같으니...
십장생 같으니...

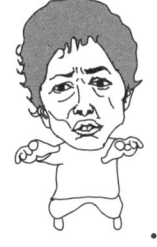

야 이 **십**장생아.
야 귤까라 그래,
야 이 **시**베리아야.
예라이 **쌍**화차야...
야이 **시**베리아 벌판에서 **귤**이나 까라.

디스(diss)란? 힙합 용어의 하나로 랩을 통해 상대방을
조롱하거나 폄하하는 것을 지칭한다.

말 안통하는 상대 때문에 답답할 때..

마늘 냄새
(미셸-지붕 뚫고 하이킥, 2009, MBC시트콤)

말이 안 통하는 답답한 상대를 만났을 때,
욕을 안 하고도 터질 듯한 내 속을 풀어줄
또 다른 방법이 있다.

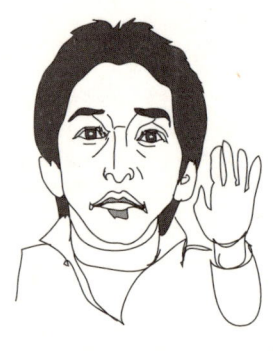

보석(정보석)에겐 가을만 되면
생각나는 사람이 있다.
5년 전 우연히 만나
짧지만 강렬한 추억을 남긴 미셸.

서로 말은 통하지 않지만
낙엽위에 누워 교감을 나누던 중,
미셸은 갑자기 두 마디 말만 남기고 떠나간다.

5년 동안 가을만 되면
그녀를 만난 공원으로 향하는 보석.

줄리엔을 만나 그 말의 뜻을 알게 되면서
우리의 쥬얼리 정은 더 큰 상심에 빠진다.

"입 냄새 나,
마늘 냄새!"

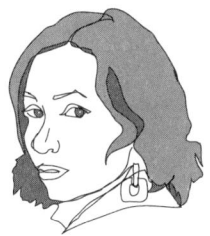

Just Follow

외국욕을 써먹자~!

영어나 일어는 알아듣는 사람이 너무 많으니
남미나 유럽의 구석,
아프리카대륙의 한 귀퉁이에 있는 나라...
사람들이 잘 모르는 나라의 말 중에서
'네 머리 완전 크구나' 라든지
'냄새나니까 저리 꺼져' 등등...을 외워
조심스레 읊어주자
얼굴은 스마-일을 유지하는 게 안전하시겠다.

외국욕의 몇 가지 예

스페인어
cabron [까브론] - 멍청한 놈

스와힐리어(아프리카 동부에서 사용)
kuma kakaio [쿠마 카카요] - 꺼져

이탈리아어
brutto [브루또] - 못생겼다

독일어
Spacken [슈파켄] - 찌질이

아바타 언어 따라하기~!

영화 **아바타**에서 나비족이 쓰는 언어는
제임스 카메론 감독이 언어학자들을 고용해
새롭게 만든 것이라고 한다.
새로운 언어로 완전히 새로운 세상을 창출한 것!
스트레스 받을 때 새로운 언어로 욕하는 것도
기분전환 하는 데 도움이 될 것이다.

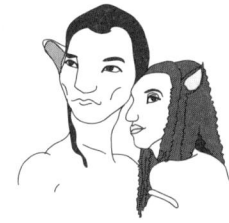

켈시 - "안녕"
느가 - "당신"
토라로 - "사냥"
푼가프 - "금속"
스카자응 - "바보"

나만의 새로운 언어를 만드는 것은
그렇게 어려운 일이 아니다.
간단한 조합부터 시작해보자.
예컨대, 여러 외국어를 혼합해서 잘 숙지한 뒤
스트레스 받는 순간 외치는 것!

스카자응
칙쇼 삐쭈이 에스홀
쑤까 지빌 잿 크니스 뿍
ㅣ땅 메흐모에 보흐델
펑즈 쩐따 오메와 에어담트
블뢰드 둠콥프 슈핀스트 두
페어뤼트 이디올트 미엘다
에떼떼 빤데호 삐

제18장
내일은 내일의 태양이 뜬다
자기최면

"오! 지금은 아무 생각도 나지 않아.
오늘은 너무 지쳤으니 내일 생각할거야.
……
결국 내일은 내일의 태양이 떠오를테니까."

- 영화 <바람과 함께 사라지다> 중에서

진심으로 나 자신을 믿고
긍정적인 생각을 반복하면
그 믿음이 축적되어 현실로 나타난다.

이것은 "기적"이 아니라
"나에 대한 믿음"이 발휘하는
놀라운 능력이다.

간절한 소망이 꿈을 이루게 하고
긍정적인 생각이 사람에게 미치는 좋은 영향,
바로 피그말리온 효과다.

혼자라는 생각에 두렵고 무섭다면

주문을 걸어
(파니핑크/마리아 슈라더- 파니핑크, 1994, 독일영화)

아무도 나를 사랑하지 않는다고 생각하는
여자가 있다.

29살 노처녀 파니핑크.
아무도 자신을 사랑해주지 않는다고 믿지만
실은 스스로를 사랑하지 않는 것이었다.
그녀는 자신이 따분하고, 매력 없고,
문제가 많다고 생각한다.
매사에 자신이 없는 파니핑크는
매일 주문을 외운다.

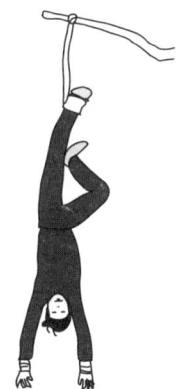

나는 강하다.
나는 아름답다.
나는 똑똑하다.
나는 사랑하고, 사랑 받는다.

엘리베이터에서 만난 흑인 주술사
오르페오와의 만남은
그녀의 삶에 커다란 변화를 가져온다.
용기를 갖고 긍정적인 마음으로
자기 자신을 사랑할 수 있도록...

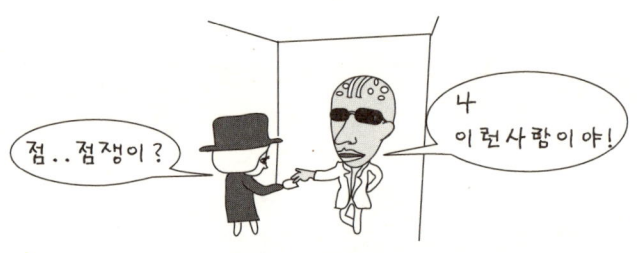

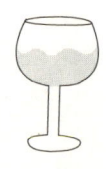

"이 잔을 봐, 반이 찼어 비었어?"
"반이 비었어."
"봐, 넌 그게 문제야.
없는 것이나 불가능한 것,
반을 잃어버릴 것에 대한 불평,
항상 부족하다고 생각하는 마음.
넌 이미 많은 걸 가지고 있잖아.
일, 집, 가족, 좋은 피부색...
그런데 대체 뭘 더 바래?"

Just Follow

혼자라는 생각에 두렵고 무섭다면
파니핑크의 독일어 주문을 외워보자.
심리학에서는 이러한 자기암시가
종종 놀라운 효과를 발휘한다고 말한다.

이히 빈 슈타르크
Ich bin stark
(나는 강하다)

이히 빈 쉔
Ich bin schoen
(나는 아름답다)

이히 빈 클루크
Ich bin klug
(나는 똑똑하다)

이히 리베 운트
Ich liebe und

이히 베르데 겔립트
Ich werde geliebt
(나는 사랑하고, 사랑받는다)

> 말도 안되게 많은 혹은 어려운
> 일이 주어져 기가 막힌다면...

인생은 아름다워
(귀도/로베르토 베니니 - 인생은 아름다워, 1999, 이탈리아 영화)

2차 세계대전이 끝나갈 무렵,
독일의 유태인 말살 정책에 따라
귀도(로베르토 베니니)와 그의 아들 죠슈아는
강제로 수용소에 끌려가게 된다.
귀도는 이건 즐거운 여행이라며 아들을 안심시키고
힘든 수용소 생활을 신나는 게임이라고 말한다.

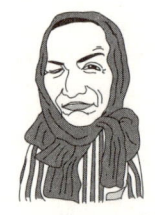

"힘들꺼야, 절대 쉽지 않아.
하지만 이기면 1등상을 탈수 있어."
"상품이 뭔데?"
"1등상은... 탱크란다. 진짜 탱크.
1000점을 먼저 따는 사람이 이기는 거야."

아슬아슬한 위기를 수없이 넘기는 사이
독일은 패망하고
혼란을 틈 타 탈출을 시도하던 귀도는
결국 독일군에게 잡히고 만다.

죠슈아에게 마지막 숨바꼭질 게임만 이기면
탱크를 탈 수 있다고 얘기한 후,
숨어있는 아들을 향해 웃으며
씩씩하게 걸어나간 귀도는
결국 사살당한다.

다음 날,
정적만이 가득한 수용소 광장에
홀로 서있는 죠슈아 앞에
요란한 소리를 내며 탱크가 다가온다.
비극적인 상황속에서도
아들에게 아름다운 인생을 보여주고 싶었던
아버지의 사랑이 만들어낸 기적처럼...

살다보면
무수히 많은 좌절과 실패를 경험하게 된다.
그럴때마다 패배감에 허우적거리지 말고
스스로를 영화 속 주인공이라고 상상하거나
그저 스펙타클한 게임을 하고 있다고 생각하자.
모든 건 마음먹기에 달렸다.
가장 끔찍하고 불행한 상황속에서
가장 행복하고 즐거운 성취감을 아들에게 남겨준
귀도처럼...

진로(커리어)에 대한 고민으로
가슴이 갑갑하다면...

상상찬스?

(피터/론 리빙스톤- 뛰는 백수 나는 건달, 1999, 미국영화)

직장을 다니는 사람이라면
누구나 한번쯤 이런 상상을 할 것이다.
쓸데없이 갈구는 상사의 멱살을 잡는다거나
멋지게 사표를 날리는 장면을...

업무 스트레스에 가득 찬 피터는
최면치료를 받으러 간다.
최면으로 과도한 여유를 되찾은 그는
지금까지와는 다르게
자신이 원하는 대로,
대담한 회사 생활을 시작한다.

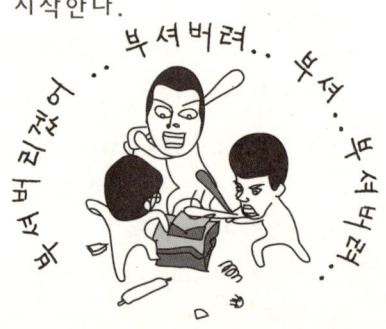

이 영화의 백미는 마지막이다.
지긋지긋하기만 한 회사가 활활 불타고 있다.

실제로 이런 일이 일어난다면
아마도 문제가 되겠지만,
머릿속에서라면 아~무 문제 없다.

어느 날 아침,
나를 괴롭히는 진상 상사가
술 취해 떡실신 되어 회사정문에 누워있는 모습,
지하철에서 나를 밀치고 앉은 아줌마의 엉덩이에
껌이 찐득하게 붙어버린 모습...
우리는 상상만으로 많은 일들을 해낼 수 있다.

우리는 원하는 것을 모두다 가질 순 없다
하지만 원하는 것을 상상해 볼 순 있다
머릿속에 그려지는 기분 좋은 상상들을
현실로 만들어보자

Just Follow

스트레스에서 한발짝 물러서게 해주는
자기최면의 기술 배워보기

최면은 영어로 힙노시스(Hypnosis)라고 한다. 힙노시스의 어원은 그리스어로 수면을 뜻한다. 어떤 면에서 최면은 수면과 비슷하다. 최면 상태일 때는 수면 상태일 때와 마찬가지로 편안하고 긴장을 풀게 된다.

당신은 최면에 걸린 적이 한 번도 없었다고 할지도 모르겠다. 하지만 실은 그렇지 않다. 당신이 무언가에 집중해 있을 때, 예컨대 몽상을 하는 것 역시 최면 상태의 일종이다. 장시간 운전을 할 때도 최면 상태를 경험하기 쉽다. 운전하면서 지나쳤던 구간 중 일부가 전혀 기억이 나지 않았던 적이 있지 않은가? 그건 당신이 최면 상태에 있었기 때문이다.

이처럼 누구나 살면서 최면을 경험한다. 따라서 자기최면 기술은 누구나 쉽고 빠르게 습득할 수 있다.

Step 1. 자세

가능하면 머리, 팔, 목을 편안하게 기댈 수 있는
의자에 앉거나 눕는다. 다리는 꼬지 않고,
몸을 조이는 시계나 옷은 느슨하게 풀어 놓는다.
안경도 벗는다.

Step 2. 주문 선택하기

현재 자신이 처한 문제와 정반대되는 상황,
한 마디로 현재 바라는 상황을 떠올려
주문으로 삼는다.

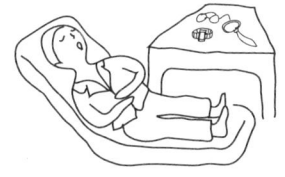

예컨대, 만일 내가 지금
커리어 문제로 갑갑하다면,
나의 주문은
"지금 내 마음은 날아갈 듯 가볍다."
정도가 될 것이다.

Step 3. 주문 외우기

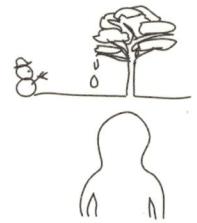

눈을 감고 자신이 선택한 주문에
어울리는 이미지를 떠올려본다.
그리고 그 이미지와 함께
주문을 여러 차례 반복한다.

예컨대, "나의 정신은 맑고 고요하다."라는
주문을 외운다고 하면,
흰 눈이 소복이 쌓여 있는 어느 고요한 아침 풍경,
혹은 깨끗하게 씻어 놓은 새하얀 무 등을 떠올린다.

Step 4. 최면에서 깨어나기

1부터 10까지의 숫자를 거꾸로 세면서
서서히 깨어난다

자기최면은 불면증, 경미한 통증, 두통, 틱장애,
불안증세를 치료하는데 효과가 있다고
임상학적으로 증명된 바 있다.
특히 만성피로에 매우 좋은 치료법으로 알려져 있다.

> 애인, 직장, 주식 등 모든걸
> 잃었다는 생각이 든다면...

내일 생각해
(스칼렛/비비안 리 - 바람과 함께 사라지다, 1939, 미국영화)

자신이 진심으로 사랑한 사람은 레트 버틀러라는
사실을 깨닫지만 그는 이미 떠나고 없다.

부모, 고향, 첫사랑, 아이도 모자라
자신을 사랑해주던 사람마저 잃은 그녀는
쓰러져 울면서 다짐하듯 절규한다.

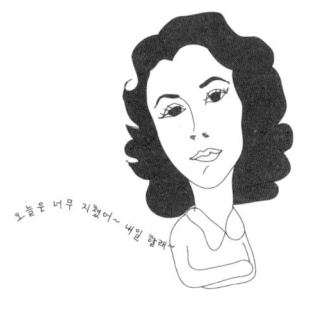

오늘은 너무 지쳤어~ 내일 할래

"타라, 오 내 고향,
타라에 가자.
거기에 가면
그이를 되찾을 방법이
생각날거야.

결국 내일은
내일의 태양이 떠오를 테니까."

열심히 준비해왔던 백수탈출의 기회가 무산됐다.
이력서를 제출한 17군데 회사에선
아무런 연락도 없고,
주식은 반 토막이 나서
조그만 가게도 못 열게 되었다.
뭐 이렇게 되는 일이 없는 건지...

하는 일마다 잘 안되고
        절망에 빠져 허우적거릴 때,
이럴 때일수록
   지친 몸과 마음에 평온함을 되찾고
          내일을 준비해야 한다.

두려움은 피로와 외로움에서 비롯된다.
만신창이가 된 그대,
오늘 모든 것이 끝났다고 절망하지 말라.
오늘 상처받고 좌절할 지라도
내일 다시 일어서면 되니까.

우선 잘 쉬고, 잘 자고
나를 사랑하는 마음을 가지도록 노력하자.
스칼렛처럼!

> 주변의 반대에 부딪혀
> 소신을 펼치기가 어렵다면...

당신의 워너비는?
(제스/파민더 나그라- 슈팅라이크베컴, 2002, 영국영화)

검은 민소매 드레스에 진주 목걸이,
빅 선글래스의 오드리 헵번.
50여년이 지난 지금 봐도
어찌 그리 예쁠 수 있는지...
시대를 초월한 패션 아이콘이라 칭할 만하다.

젊은 오드리도 물론 예쁘지만
나이 들어 주름진 오드리는 더 아름답다.
아름답게 나이 들어간 그녀는,
오랜 세월 동안 전 세계 많은 여성들의
롤모델로 자리매김해왔다.

축구소녀 제스의 워너비는 여자가 아닌
바로 축구선수 베컴이다.

제스의 방에 걸려있는 베컴의 대형 사진,
그녀의 꿈은 베컴처럼 멋진 프리킥을 날리는
축구선수가 되는 것이다.
하지만 인도출신인 그녀의 집안에서
여자가 축구선수가 된다는 건 상상도 못할 일!
제스는 부모의 반대가 심할 때마다
베컴 사진을 올려다 보며
자신의 꿈을 재정비한다.

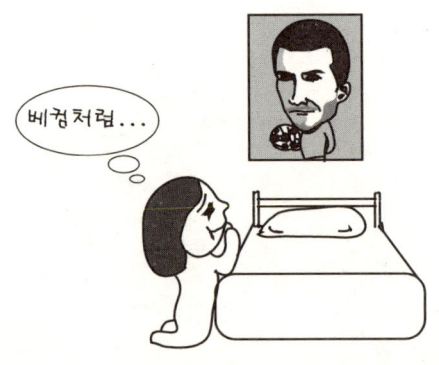

꿈 많던 10대 시절
누구나 한번쯤은 자기가 좋아하는 스타나
롤모델의 사진을 걸어놓고
'저 사람처럼 되고 싶다'고
되뇌던 기억이 있을 것이다.

하지만 나이 들어가면서
우린 더 이상 그들의 사진을 붙이거나
주문을 외우지 않는다.
내가 바라던 꿈에서 너무 멀어졌기 때문일까?
당장 오늘 하루를 살아내기도
너무 힘들기 때문일까?

Just Follow

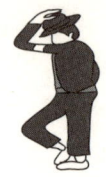

아무리 나이가 들었어도
꿈은 계속되어야만 한다.

나의 롤모델은 누구?
세 명의 인물을 찾아 적어보자

1. _____

2. _____

3. _____

내가 가장 닮고 싶은 사람의
사진을 붙이거나 그 사람의 얼굴을 그려보자.

그와 내가 가장 많이 닮은 부분은?
(외모든 성격이든)

_____

여기서부터가 시작이다.
닮은 부분을 조금씩 늘려가다 보면
어느새 그만큼 성장해 있는 나 자신을 발견할 것이다.

나는 날마다,
모든 면에서,
점점 더 좋아지고 있다.

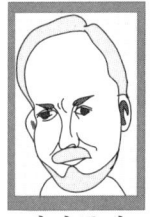

프랑스 심리학자 에밀 쿠에가 남긴
자기 암시의 대표적인 문구다.

에밀쿠에

그는 이 주문을
아침저녁으로 20번씩 반복하면
몸과 마음에 신비한 효과가 일어난다고 했다.

온 몸의 긴장을 풀고 천천히 부드럽게
자신이 원하는 것을 생각해보자.
자신의 바람이 이루어진다고 굳게 믿고,
그것이 이뤄진 상태를 다시 상상해보자.

매일 부드럽게 반복해서 주입하면,
자신의 상상에 따라 몸과 마음이 움직이고
또한 원하는 바를 쉽게 이룰 수 있을 것이다.

세상 모든 일은 마음먹은 대로 이루어진다.

제19장

스트레스를 성공에너지로 바꾸는
몸 만들기

"중요한 건...
조급해지지 않는 것!"

-영화 <안경> 중에서

아기를 낳고 정신없이 지내던 어느 날,
오랜만에 손거울을 들고 찬찬히 살핀 내 얼굴은
그야말로 충격적이었다.
이목구비는 어쩔 수 없다 해도
그나마 피부는 괜찮은 편이라 생각했었는데
각질과 잡티, 각종 주름으로 뒤덮힌
이 우울 x ∞의 얼굴은
어디서부터 손을 대야 할지 막막한 상태였다.
지금도 뭐 그닥 나아지진 않았지만...
암튼...
언제 어디서든
마음에 아로새겨야 하는 문구는
"잊지 말자 영양크림! 빼먹지 말자 선크림!"

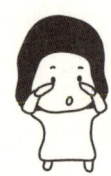

거울을 봤는데 부쩍 나이들어 보인다면...

연상녀의 동안 마사지
(마가렛/산드라블록-프로포즈, 2009, 미국영화)

파릇파릇한 연하남과의 로맨스 때문에
얼굴에 부쩍 신경 쓰이는 여자가 있다.

미국 비자를 얻기 위해
3년간 같이 일한 연하남 비서와
거짓 결혼을 하기로 한 마가렛.

아무 감정 없던 비서가 남자로 보이기 시작하자
갑자기 거울을 보며 동안 마사지를 시작한다.
눈꺼풀, 입가, 볼..

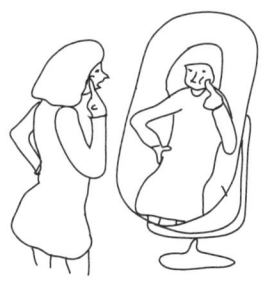

Just Follow

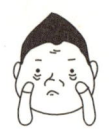

나이가 들면 조금만 관리를 소홀히 해도
피부 탄력을 잃게 된다.
또, 피로가 조금만 누적되도 혈액순환이
원활하지 못해 다크서클과 주름이 생긴다.
시간은 없는데 얼굴 상태가 말이 아니라면
산드라의 동안마사지로 응급처치를 시도해보자

Step 1.

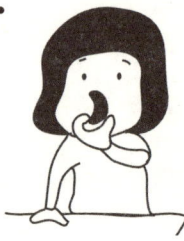

입가의 백태를 떼어내고
입술을 살짝 깨물어
빨갛고 생기있게 만든다.

Step 2.

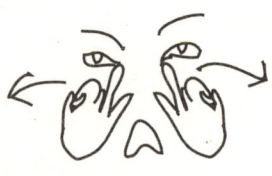

양손의 약지손가락으로
눈곱을 떼어내고
눈밑을 안에서 바깥으로
가볍게 문질러준다.

Step 3.

양손으로 계란을 쥐듯 볼을 잡고
꼬집듯이 위로 잡아당겨
쳐진 볼살을 자극한다.

Step 4.

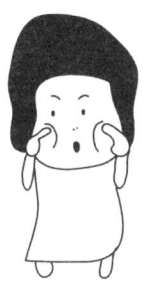

광대뼈 라인을 따라 검지와 중지로
꾹꾹 눌러 지압한다.

운동은 스트레스를 해소하는
가장 단순하면서도 효과적인 방법이다.
인간의 몸은 움직이도록 타고 났고,
움직일수록 기분도 좋아진다.

스트레스를 받았을 때 운동을 하면
우리 몸은 원래의 평정을 되찾게 해주는
화학물질을 내보낸다.

예컨대, 운동을 하면
혈관에 엔돌핀이 분비되어
기분이 좋아진다.
또한 스트레스로 인한 근육의 긴장이 완화되고
뇌의 알파파를 유발해
정신이 맑아지고 집중력이 좋아진다.
더불어 혈액순환도 원활해지고
몸의 독소가 제거되는 효과도 있다.

> 좋아하는 상대 앞에서
> 자꾸만 주눅이 든다면...

금발 미녀의 챠밍무브
(엘우즈/리즈 위더스푼 - 금발이 너무해, 2001, 미국영화)

하버드까지 따라갔는데도
남자 친구의 마음을 되돌리지 못한 슬픔에
엘(리즈 위더스푼)은 지나가던 길을 멈추고
네일샵에 들러 손톱 손질을 한다.

손톱관리사 폴렛과 택배배달원을 연결해주려고
98%의 성공률을 자랑하는
유혹의 기술을 전수해주는 엘.

Bent & Snap(굽혔다가 튕기기) 동작으로
맘에 드는 남자 앞에서 물건을 주울 때
치명적인 매력을 발산할 수 있다.

주변의
모든 언니 오빠들,
너도나도
따라 해 주신다.

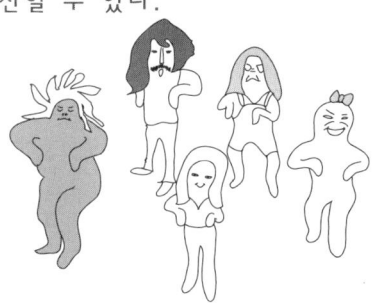

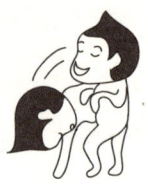
Just Follow
리즈 위더스푼의 벤트 앤 스냅 동작 따라잡기

Step 1.   BENT

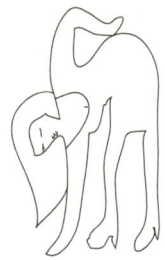

다리는 꼿꼿하게 펴고
허리를 굽혀 팔을 뻗는다.
이때, 머리카락은 한쪽으로
흘러내리게 해서 은근슬쩍
여성스런 매력을 과시한다.

Step 2.   SNAP

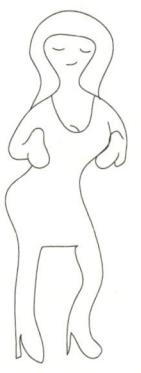

재빨리 일어나
허리를 펴고
S라인을 유지하면서
손을 가슴위로 튕겨준다.

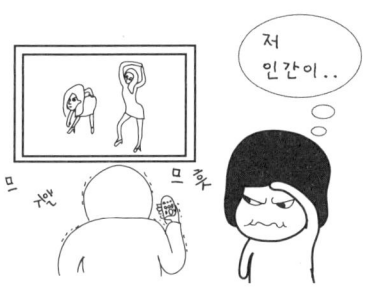

요즘 대세는 걸그룹.
그녀들의 꿀벅지 때문에 요즘 남자들
완전 난리도 아니다.
우리 집에도 1인 추가요~!

잦은 야근이나 끊을 수 없는 야식으로
몸매가 망가지는 것을 느낄 때,
여기 또 다른 걸들에게 한수 배워보자.

잦은 야근으로 몸매가 망가지는 것을 느낀다면...

꿀벅지 프로젝트
(셰어/알리시아 실버스톤 - 클루리스, 1995, 미국영화)

촌빨 날리는 친구가 환골탈태하도록 적극 돕는
비버리힐스고 퀸카 셰어(알리시아 실버스톤)

새로 전학온 촌스런 여학생 타이(브리트니 머피)에게
염색, 메이크업, 패션 스타일을 코치해주고
몸매 관리, 친구 사귀는 법 등을 알려주어
180도 변신시킨다.

통통한 타이의 몸매 관리를 위해
스쿼트 운동을 시키는 셰어.

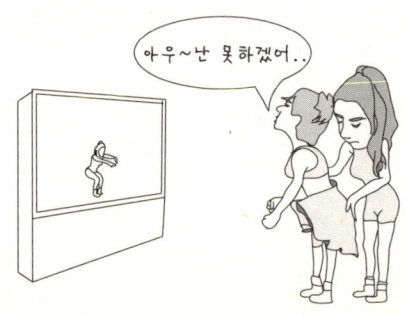

Just Follow

스쿼트 운동이란
날씬한 하체와 힙업을 위한
간단하면서도 허벅지 근육발달에 좋은 운동이다.

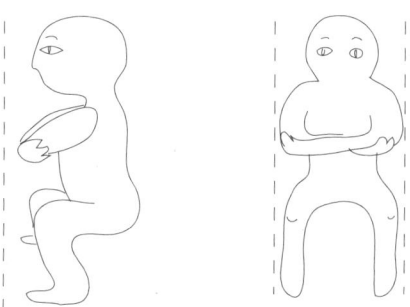

다리를 어깨 넓이만큼 벌린 후
발끝을 11자로 만든다.

손으로 양 팔꿈치를 잡고
무릎을 굽혔다 천천히 일어선다.
이때, 허리는 반듯하게 세우고
무릎을 구부릴 때 무릎이 발끝을
넘지 않도록 한다.

성인여자는 적어도 30~50회,
성인남자는 50~70회를 반복 실시한다.

잦은 야근으로 몸매가 망가지는 것을 느낀다면...

초콜릿 복근
(현수/권상우 - 말죽거리 잔혹사, 2004, 한국영화)

여자들만 외모에 관심이 있는 건 아니다.
대한민국의 많은 남자들을 헬스장으로 이끈,
오디오보다 비디오가 조금 더 훌륭한
이 남자를 보도록 하자.

짝사랑하는 은주(한가인) 앞에서는
한없이 작아지는 현수.
성적도 떨어지고, 친구는 학교를 떠나고
사랑하는 그녀도 친구를 따라
현수를 떠난다.

그는
자신의 우상인
이소룡을 보며
열심히 몸만들기에 돌입한다.

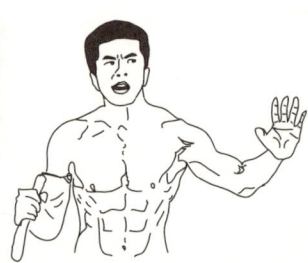

Just Follow

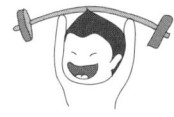

권상우의 초콜릿 복근 따라잡기

트레이닝시 가장 중요한 포인트!
첫째, 호흡
둘째, 집중(배에 집중해야 해요~)
셋째, 인내와 끈기

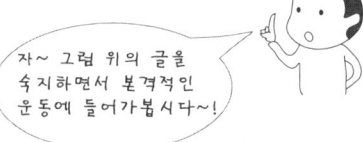

자~ 그럼 위의 글을 숙지하면서 본격적인 운동에 들어가봅시다~!

Step 1.

그림과 같은 평벤치가 있으면
좋겠지만, 만일 없다면
장롱 밑에 손을 넣고
바닥에 누워도 좋다.
상체를 고정시키기만 하면 된다.

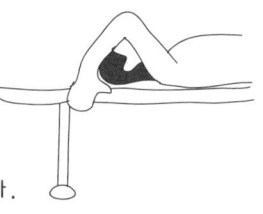

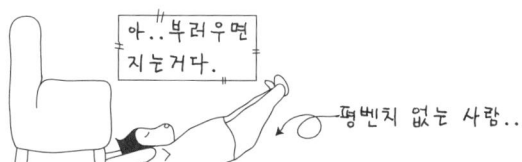

아..부러우면 지는거다.

평벤치 없는 사람..

Step 2.

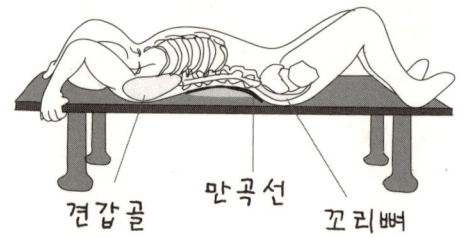

견갑골 만곡선 꼬리뼈

허리에 무리가 가지 않도록
견갑골과 꼬리뼈를 바닥에 밀착시키고
허리에 만곡선이 살짝 살아나도록 준비자세를 취한다.

Step 3.

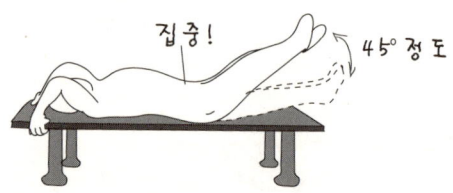

집중! 45°정도

배 부위에 의식을 집중하면서
다리를 들어올리고 내린다.
이때 다리가 움직일 때는 숨을 내쉬고
다리가 멈추면 숨을 들이쉬도록 하는 것이 중요!

그림과 같이 다리 들어올리고 내리기를
20번씩 한 세트로 적어도 3세트 반복한다.

영화 〈말죽거리 잔혹사〉에서 권상우는
견갑골만 대고 하는 고난이도 트레이닝을 했다.

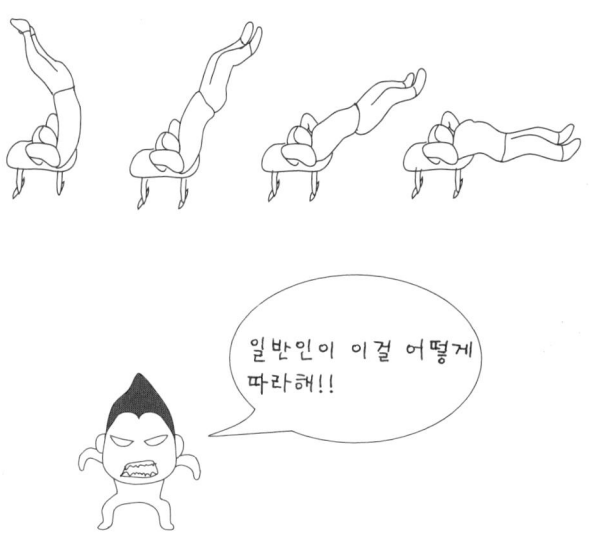

근육운동은 근육의 힘과 유연성을 길러주며
관절을 튼튼하게 해준다.
또한, 근육운동을 하는 동안
생각을 자세에 집중하면
마음이 편안해지고 기분이 좋아지는 것을
경험할 수 있다.

외모에 대한 무한 관심은
성별은 물론 나이도 초월한다.

미국 센트럴 플로리다 연구팀은
3~6세 여자아이들을 대상으로
자신의 외모에 대해
어떻게 생각하는지 설문조사를 실시했다.

절반 정도는
남들에게 뚱뚱하게 보일까봐 고민했고,
3분의 1가량은 외모에 대해 항상 고민하고
머리 색깔이나 몸무게 같은 신체조건을
바꾸고 싶어 했다.

영국의 심리학자가
35~69세의 중년 여성들을 대상으로
일주일간 실험한 연구결과에 따르면
중년 여성들은 하루 평균 36회,
즉, 30분마다
얼굴, 몸매 등 외모 전반에 대해
고민한다고 한다.

요람에서 무덤까지...
외모 스트레스는 평생 지고가야할 문제인가보다.

> 남들이 하지 않는
> 외로운 싸움을 하고 있다면...

합기도 기본자세
(사치에/고바야시 사토미-카모메식당, 2006, 일본영화)

가녀린 몸과는 조금 안 어울리지만
합기도로 꾸준히 자신을 관리하는 분도 계시다.

낯선 동양음식에 대한 거부감 때문이었을까?
카모메 식당을 열고 며칠이 지나도록
손님이 한 명도 없다.
유리창 너머로 수근대는
핀란드 할머니 세 명만 있을 뿐...

쑥덕 쑥덕
쬐만한 동양인이 뭘 하려고..

하지만 사치에는
늘 가게를 쓸고 닦고 부지런히 정리한다.
가게뿐만이 아니라 몸과 마음을 가다듬으며
부지런히 살아가고 있다.
오후에는 수영,
잠자리에 들기 전엔 합기도의 기본자세.
손님이 없어도 조급하거나 불안해하지 않고
편안한 미소로 하루하루를 살아갈 수 있는 건
사치에의 꾸준한 자기 관리 덕분이다.

Just Follow

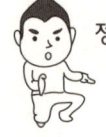
정신을 가다듬게 해주는 합기도 기본자세
의외로 땀난다!

Step 1.

먼저 긴장을 풀고 몸의 중심인 단전부위(배꼽 바로 아랫부분)에 집중하면서 단전부터 숨을 깊게 들이쉰다.

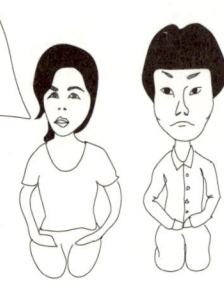

자연과 당신의 정신을 하나의 흐름으로 일치시키는 것이 합기도 정신이예요

이제 단전에 집중하며
본격적인 동작에 들어간다.

Step 2.

자세는 허리를 곧추 세운 채
시선은 전방 15도 위쪽을 응시하고,
두 허벅지 사이의 각도는
45도가 되게 하여
엉덩이를 들고
중심을 잡는다.

그런 다음,
오른쪽 왼쪽 다리를 번갈아 내밀면서
오리 걸음 하듯 앞으로 나아간다.

Step 3.

연속동작은 구령을 넣어
절도 있게 끊어서 하되,
발을 바꾸기 전에
상체를 먼저
반대쪽으로 틀어서
민첩하게 움직인다.

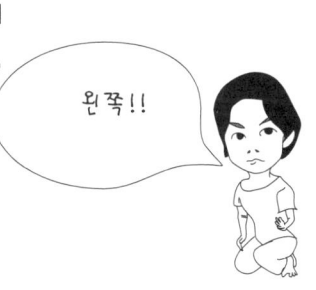

이런 식으로 단전에 집중하면서
방의 끝에서 끝까지 이동한다.

> 아침에 회사 출근하기가
> 너무나도 싫다면...

메르시(Merci) 체조
(사쿠라/모라이 마사코 - 안경, 2007, 일본영화)

카모메 식당의 오기가미 나오코 감독이 선보인
또 다른 영화 '메가네(안경)'에서는
아침마다 기이한 체조로
하루를 여는 사람들이 등장한다.

휴대폰이 터지지 않는 곳을 찾아
조용하고 한적한 바닷가 마을로 여행 온
타에코는 사람들이 아침마다
요상한 체조를 하는 광경을 목격한다.

그들이 하는 체조는 바로 'Merci(메르시)체조!
또 다시 맞이한 아침에 대해,
내게 주어진 주변의 모든 것들에
Merci(감사)하는 마음을 담아
푸른 바다를 배경으로
흐느적거리며 체조를 한다.

은근 중독성 있는 이 체조를 하고 나면
몸과 마음이 가뿐해진다.

Just Follow

메르시(Merci) 체조

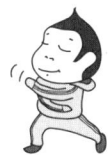

메르시는 프랑스어로 '고맙다'는 뜻으로,
메르시 체조의 포인트는
매일 아침을 감사히 맞는 마음가짐이다.
동작의 포인트만 알면
스스로 만들어서 할 수도 있다는 것이
이 체조의 장점.
자신을 유쾌하고 능동적으로 표현해 보자!

이 체조는 크게 5부분으로 나눌 수 있다.

1. 털어버리는 동작
2. 돌리는 동작
3. 웅크리는 동작
4. 점프 동작
5. 토닥이는 동작

Step 1. 무거운 마음을 훌훌 털어내는 동작

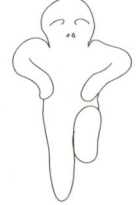 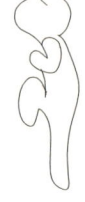

손목에 힘을 풀고
양쪽 팔꿈치와
한쪽 무릎을
한껏 들어올린다.

들었던 팔과 다리를
내려놓으면서
무거운 마음을
손끝에 실어
툭툭 털어낸다

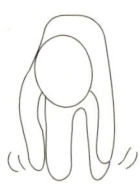 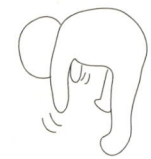

Step 2. 돌리는 동작

다리를 어깨너비로 벌리고 팔을 양쪽으로 뻗은
상태에서 상체를 돌리면서 호흡한다.

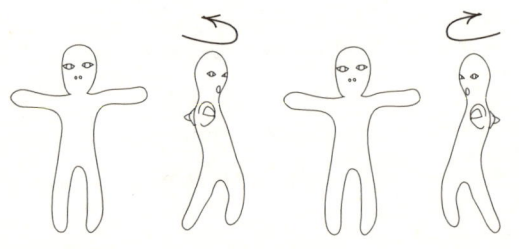

들이마시고~   내쉬고~   들이마시고~   내쉬고~

다음에는 팔을 벌린 상태에서
한쪽 팔씩 무한대 표시를 그리듯 휘휘 돌리고
토닥토닥 털어낸다.

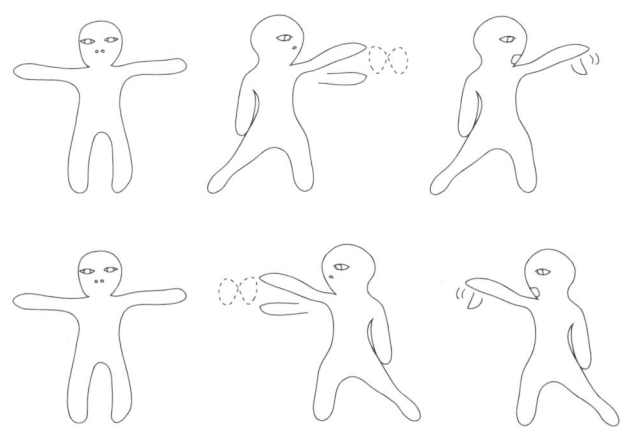

마무리 동작~

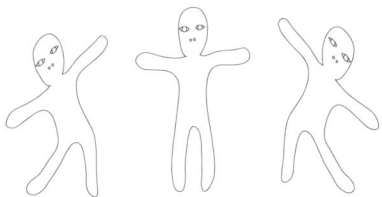

Step 3. 웅크리기 동작

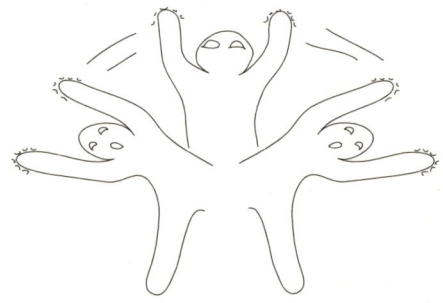

시선은 하늘로 향하고 손바닥을 펴서 반짝반짝
흔들며 상체를 크게 좌우로 흔들어 준다.

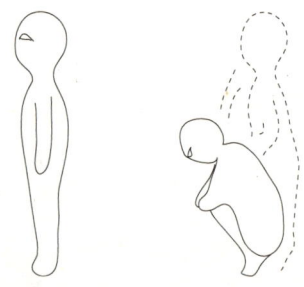

호흡을 고르며 바르게 섰다가
순식간에 웅크리는 동작을 취한다.

Step 4. 점프 동작

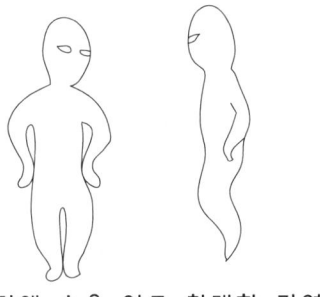

허리에 손을 얹고 최대한 귀엽게 콩콩 뛰며
제자리를 돈다.

Step 5. 토닥이기 동작

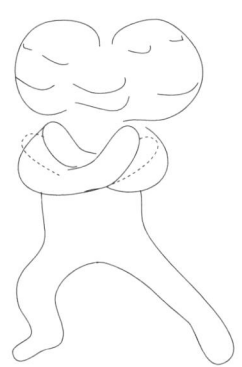

도리도리를 하며
오늘 하루도 열심히 살라는
의미로 스스로를 토닥여준다.

제20장

치유의 글쓰기
작문 요법

"여자를 잊는 가장 좋은 방법은
그 여자를 소재로 글을 쓰는 것"

―헨리 밀러 (Henry Miller)

우리가 무언가 생각할 때
오른쪽 뇌는 이미지를 만들어내고
왼쪽 뇌는 그 이미지를
언어로 표현하는 역할을 한다.

막연하게 생각하고 꿈꾸던 것들을
언어로 정리하면
구체적으로 행동할 수 있는 방법을 찾게 된다.
상상을 현실로 바꾸는 바로 그 순간이다.

랩퍼 타이거JK는
모든 꿈이 무너져 내리는 듯한 절망의 순간마다
자기 자신에게 편지를 썼다.
"난 반드시 1억을 벌 것이다."
"난 꼭 완치될 것이다."

돈이든 병마든 발라버려~!

어느 TV 프로그램에서 그는 회상했다.
배고픔 속에서도 음악적 신념을 지켜내고,
무서운 병마와 싸워 이겨낼 수 있었던
가장 큰 비결은
바로 나에게 쓰는 편지였다고...

> 믿었던 사람에게 갑작기
> 뒤통수 맞아 서럽고 억울하다면...

부숴버릴거야
(에리카/다이앤키튼- 사랑할 때 버려야 할 아까운 것들, 2004, 미국영화)

몇해전 방영됐던 드라마 〈인어아가씨〉의
아리영(장서희)은 엄마와 자신을 버리고 떠난
아버지와 새 부인에게
복수하기 위해
자신의 얘기를 드라마로 쓴다.
그리고 드라마 속 저주는
고스란히 현실이 된다.

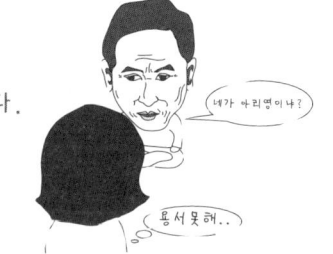

글로 한을 푸는 사람은 미국에도 있다.
딸의 늙다리 남자친구와 사랑에 빠지게 된
극작가 에리카(다이앤 키튼).
평생을 자유로운 영혼으로 살아온
해리(잭 니콜슨)에게 실연을 당하고
자신의 실연경험을 희극으로 승화시킨다.

글 쓰다가, 샤워하다가, 자다가 깨서 그냥...
으허엉~우아앙~
환갑을 눈앞에 두고 있지만 시도때도 없이
펑펑 우는 소녀같은 그녀의 모습이 인상적이다.

"우리 얘길 쓴 거요?"
"내 얘기죠."
"나도 들어가?"
"당신 같은 남잔 있죠. 당신은 아니에요."
"브로드웨이에서 날 망신주시겠다?"
"해리, 당신이 아니에요.
'나름대로의 당신'이죠."

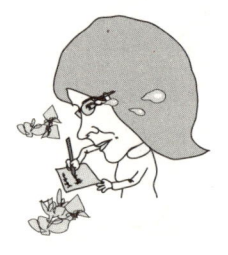

상처받아 따갑고 쓰라린 내 마음,
글쓰기를 통해 치유해보자.

그를 향한 분노, 저주,
나에 대한 연민, 다짐...
그 무엇이든 좋다.

천천히 밑바닥부터 나를 돌아보면서
복잡해진 머릿속과 마음을 정리해보자.
글쓰기는 내 자신과 오롯이 마주하는 시간이다.

> 지인의 비밀을 폭로하고 싶어
> 입이 근질근질하다면...

라디오 고발

(황정남/박보영 - 과속스캔들, 2008, 한국영화)

아버지(차태현)가 진행하는 라디오 프로에
사연을 보내서 자신의 존재를 부정하는
아버지의 실체를 폭로하는 정남.

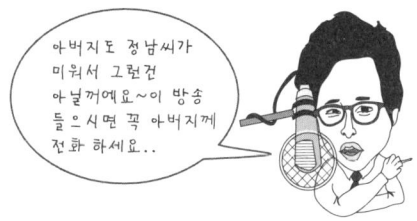

아버지도 정남씨가
미워서 그런건
아닐꺼예요~이 방송
들으시면 꼭 아버지께
전화 하세요..

(샘/톰행크스 - 시애틀의 잠 못이루는 밤, 1993, 미국영화)

그보다 먼저 영화 〈시애틀의 잠못이루는 밤〉에선
아내를 잃고 실의에 빠진 아빠를 보다 못해
라디오 프로에 전화를 거는
아들이 등장한다.
이에 아빠인 샘(톰 행크스)은
생방송에서
자신의 진솔한 얘기를 털어놓는다.

누군가의 비밀을 폭로하고 싶어
입이 근질거리거나
평소 싫어하는 그가 창피해 할
약점에 대해 알고 있다면
라디오에 "임금님 귀는 당나귀 귀!"를 외치자.

라디오의 힘은 은근히 크다.
컴퓨터를 켜고
사연을 올리거나 팩스를 보내면 OK!!
내게 돌아올 피해를 최소화하기 위해
익명을 요구하는 건 필수다.

괜찮다~

운이 좋으면
경품당첨의 영광이 있을수도...
예전에 나는 사연이 채택되어
경품으로 영화표, K본부 로고가 박힌 시계,
수제 기타...그리고 침대도 탔었다.
그것도 2개나...

하지만 한 프로그램에
사연을 너무 자주 올리지는 말자.
블랙리스트 아이디로 분류돼
사연이 읽히기도 전에 패스~ 될 수 있다.

> 상대방에게 꼭 해야 하지만
> 꺼내기 어려운 말이 있다면...

파워카드

(마크/앤드류 링컨 - 러브액추얼리, 2003, 영국영화)

친구의 아내를 사랑하는 건
말도 안 되는 일이지만
기발하고 아름다운 프로포즈로
기꺼이 용서받을만한 남자가 있다.

제일 친한 친구의 아내를 사랑한 마크.
크리스마스 이브,
마크는 메시지 카드를 이용해
그녀(키라 나이틀리)에게
자신의 솔직한 마음을 전한다.

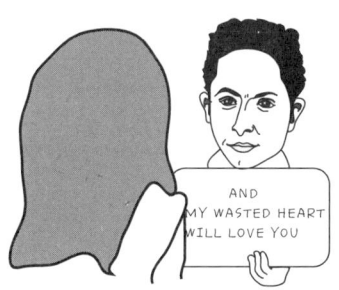

"캐롤 합창단이라고 말해요
운이 좋으면 내년엔
이 여자들 중 하나와 데이트를 하겠죠.
하지만 지금은 고백할게요.
내 희망사항을...
오늘은 크리스마스잖아요.
크리스마스엔 진실만을 말해야 돼요.
내게 당신은 완벽해요.
가슴 아파도 당신을 사랑할 거예요.
당신이 이렇게 될 때까지...
메리 크리스마스!!"

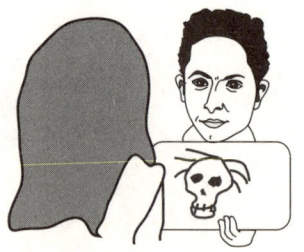

(재키/이어들리 스미스- 이보다 더 좋을순 없다, 1998, 미국영화)

프로포즈도 용기내기 무지무지 어려운 일이지만
아파서 요양 중인 사람에게
파산선고를 하는 것도 참 못할 짓이다.

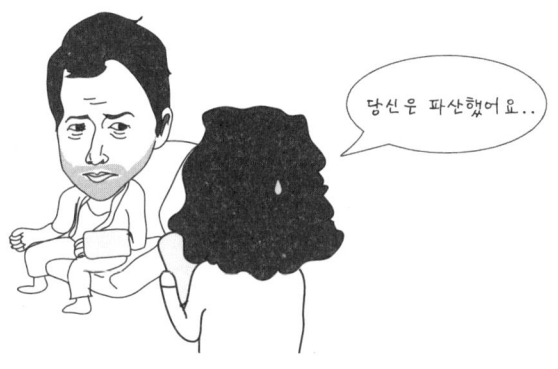

강도들에게 구타당하고 요양 중인 사이먼에게
파산했다는 소식을 전하기가 너무 힘들어
예능프로 MC들의 큐카드처럼
여러 장의 카드에 할 말을 적어와
한장 한장 읽어버리는 재키.

Just Follow

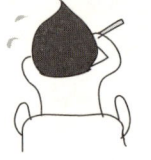

누군가에게
꼭 해야 하지만
하기 힘든 말이 있을 때,
무슨 말을 어떻게 꺼내야 할지 고민하지 말고
파워카드를 준비해보자.

Step 1.

연하장 크기만한 종이를 여러 장 준비한다.
해야 하는 말들을
반드시 한 장에 한 문장씩 적는다.

봄도 되고 날도 따뜻해졌잖아

쟈기 나 옷 샀어　　**그거 원래 세일 안하는 브랜든데
세일을 20%나 하더라고**

게다가 메이드인이태리야...

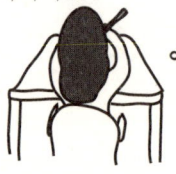

이 색깔이 잘 없는 색이잖아

Step 2.

적절한 기회를 엿보며
상대방이 들을 준비가 될 때까지 기다린다.

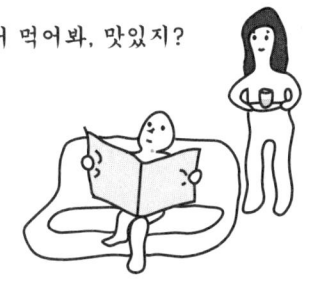

Step 3.

준비한 카드를 천천히 차분하게 읽어내려간다.
그와 눈이 마주치는 게 힘들다면
카드로 얼굴을 가리고
한 장 한 장 넘겨버리는 거다.

떨리고 불안한 목소리보다
훨씬 큰 효과를
거둘 수 있다.

회사에서 굴욕적인 일을 당해도
차마 사표는 던질 수 없다면...

내맘대로 리스트-살생부
(스티브 부세미 - 백만장자 빌리, 1995, 미국영화)

여인천하에 나오는 여러 양반님네들은
각자 저마다의 살생부가 있었다.
권력을 잡으면 그 목록대로
살리거나 죽이거나...

여기, 연쇄살인범의 살생부에 올랐다가
가까스로 살아난 한 남자가 있다.

부잣집 망나니 아들 빌리(아담 샌들러)는
아버지의 유산을 받기 위해
초등학교부터 다시 다니기 시작하는데...
학교를 다니면서
같은 반 학생들이 자신을 괴롭히자,
빌리는 초등학교 시절 자신이 괴롭혔던
스티브 부세미를 기억하곤 무작정 전화를 건다.

"나 빌린데..."
"누구? 빌리가 누구야?"
"초등학교 때 널 괴롭혀서 정말 미안해,
사과할게."
"그래 뭐, 기억은 안 나지만 괜찮아."

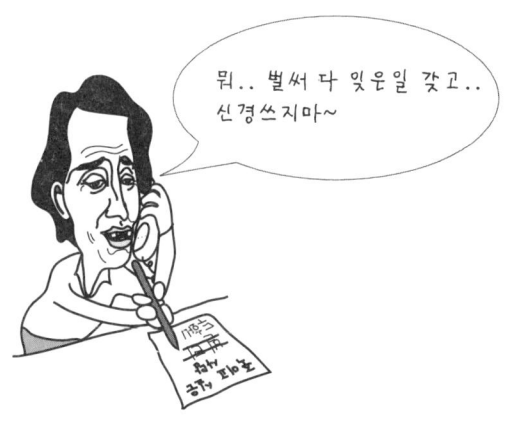

무덤덤하게 전화를 끊은 스티브부세미는
특유의 심드렁한 표정으로
벽에 붙여 놓은
〈꼭 죽여야 할 사람들 목록〉에서
빌리의 이름을 지우고
태연하게 립스틱을 바르고
총을 끌어안으며 소파에 눕는다.

일이 지겹고
능률도 오르지 않는다면...

내맘대로 리스트-버킷리스트
(카터/모건프리먼-버킷리스트, 2008, 미국영화)

죽기 전에 꼭 해보고 싶은 일들을 적어 놓은
버킷리스트

카터(모건프리먼)와 에드워드(잭 니콜슨)는
버킷리스트를 작성한 후,
실행에 옮기기 위해 병원을 빠져나간다.

세렝게티에서 사냥하기, 문신하기,
눈물 날 때까지 웃어 보기,
가장 아름다운 소녀와 키스하기,
장엄한 것 직접 보기...

세상에서 가장 짜릿한 스카이다이빙을 시작으로
리스트를 하나하나 지워나간다.
생을 마감할 때까지 작성한 그들의 리스트는
자신과의 약속이었고
그 약속을 지키기 위해 그들은 최선을 다했다.

직장생활에 지치고 힘들 때,
작은 수첩이나 일기장에
죽기 전에 꼭 하고 싶은 일들을
하나하나 적어보자.

미리 써보는 유언장도 좋고,
날 힘들게 한 사람들의 명단과
그들에 대한 복수 방법도 좋다.

구체적인 목표가 있는 삶은
쉽게 지치거나 따분해지지 않는다.

나만의 리스트를 작성하고
실행하며 하나씩 지워나가다보면
어느샌가 보다 풍성해진 내 인생과
마주하게 될 것이다.

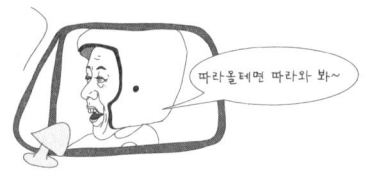

"당신은 인생의 기쁨을 찾았습니까?"

Just Follow

내맘대로 리스트
시작!

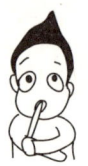

1. 5년 이내 꼭 가보고 싶은 여행지 세 곳은?

   _____

   _____

   _____

2. 죽기 전에 꼭 해보고 싶은 일 3가지는?

   _____

   _____

   _____

3. 지금 현재 나를 가장 힘들게 만드는 사람은?

   _____

4. 조만간 반드시 벌을 받았으면 하는 사람은?

   _____

5. 집앞에 쓰레기를 투척하고 싶은 사람은?

   _____

6. 내 생애 가장 만나보고 싶은 사람 3명은?

   _____

   _____

   _____

7. 죽기 전에 꼭 배우고 싶은 것 3가지는?

   _____

   _____

   _____

8. 내 생애 가장 잘했다고 생각되는 것 3가지는?

   _____

   _____

   _____

> 주변에 얼쩡대면서 자꾸
> 신경을 거스르는 사람이 있다면...

다빈치 코드 응용하기
(로버트행턴/톰행크스-다빈치코드, 2006, 미국영화)

레오나르도 다빈치는 자신의 생각을 암호화해서
작품에 그려 넣기를 즐겨했다고 한다.

로버트는 루브르 박물관에서 벌어진
살인사건의 수수께끼를 풀기위해
기호학자인 소피(오두리 토투)와 함께
다빈치 작품들 속에 숨겨진 비밀들을 추적한다.

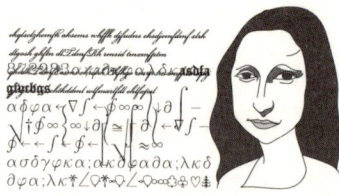

자꾸 거슬리는데
크게 화낼 수도 없게 만드는 사람들이 있다.
이렇게 날 미치게 하는 그들에게는
나만의 아나그램(철자 재배열)으로 만든
편지를 몰래 건네자.

각 문장의 마지막 철자들을 합치면
욕이 되게 한다든지
놈 - 묵
(거꾸로 보면 놈이다)
아니오 - 우그어
(우그어의 위쪽에 거울을 비춰
왼쪽으로 고개를 돌리면 아니오가 된다.)
무엇이든 좋다.
나만의 암호를 정해서
종이위에 저주의 마음을 듬뿍 담아보자.

참고로, 오사마 빈 라덴은
자신의 생사를 알수 없다는 뉴스가 자꾸 나오자
부시 전 대통령에게
'37OH-SSV-O773H'
라고 적힌 편지를 보냈다고 한다.
당황한 부시는 콘돌리자 라이스부터 FBI, CIA
등을 모두 동원했으나 아무도 그 뜻을 몰랐다고.
결국엔 호주 정보국에까지 도움을 요청했는데
1분만에 답신이 왔다.
"대통령이 편지를 거꾸로 들고있다고 전달 바람"

'37OH-SSV-O773H'는 결국
HELLO ASSHOLE(안녕 멍청아)였던 것!
믿거나 말거나!

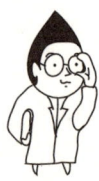

이도 저도 다 귀찮으면
다음 페이지에 나오는 [행운의 편지]를
잘라 보내도 괜찮다.
별거 아닌 것 같지만
받는 사람 입장에서는
영 찜찜할 수밖에 없는
애물단지다.

행운의 편지

이 편지는 영국에서 최초로 시작되어
일 년에 한 바퀴 돌면서 받는 사람에게 행운을 주었고
지금은 당신에게로 옮겨진 이 편지는
4일 안에 당신 곁을 떠나야 합니다.
이 편지를 포함해서 7통을
행운이 필요한 사람에게 보내 주셔야 합니다.
복사를 해도 좋습니다.
혹 미신이라 하실지 모르지만 사실입니다.
영국에서 HGXWCH이라는 사람은
1930년에 이 편지를 받았습니다.
그는 비서에게 복사해서 보내라고 했습니다.
며칠 뒤에 복권이 당첨되어 20억을 받았습니다.
어떤 이는 이 편지를 받았으나 96시간 이내에
자신의 손에서 떠나야 한다는 사실을 잊었습니다.
그는 곧 사직되었습니다. 나중에야 이 사실을 알고
7통의 편지를 보냈는데 다시 좋은 직장을 얻었습니다.
미국의 케네디 대통령은 이 편지를 받았지만
그냥 버렸습니다. 결국 9일 후 그는 암살 당했습니다.
기억해 주세요. 이 편지를 보내면 7년의 행운이 있을 것
이고 그렇지 않으면 3년의 불행이 있을 것입니다.
그리고 이 편지를 버리거나 낙서를 해서는
절대로 안됩니다. 7통입니다.
이 편지를 받은 사람은 행운이 깃들 것입니다.
힘들겠지만 좋은 게 좋다고 생각하세요.
7년의 행운을 빌면서...

제21장
엽기적인 그녀들
일탈행위

"일탈 없이, 발전은 불가능하다."

-프랭크 자파 (Frank Zappa)

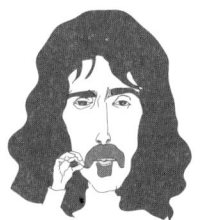

시험이나 면접을 앞두고 가슴이 답답하다면...

아이스케키만 안하면 돼~
(그녀/전지현- 엽기적인 그녀, 2001, 한국영화)

누구나 가끔 일탈을 꿈꾼다.
골치 아픈 시험이 곧 다가온다거나
백수탈출을 위한 면접 준비 때문에
스트레스 충만할 때...

그녀처럼
과/감/히 속옷을 생략하고
외출해 보는 건 어떨까?

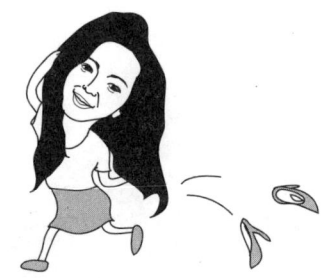

"나 시험 보는 날에는 노팬티다.
근데... 오늘 시험 봤다!!"

뭔가 허전하기도, 시원섭섭하기도 하고
누군가 알아채지 않을까 신경이 쓰일 수도 있다.
아무도 모르는 소심한 일탈이지만
살짝쿵 짜릿함을 느낄 수 있을 듯!

단,
아무도 신경 안 쓰는데
계속 옷매무새를 추스리거나
혼자서 괜히 얼굴이 빨개진다면
[돌+I] 라고 오해를 받을 수도 있으니
당당함과 포커페이스는 필수다.

단순무료한 생활에 싫증났다면...

요건 몰랐지?
(주인아/손예진 - 아내가 결혼했다, 2008, 한국영화)

비 오는 날이면 이런 사람들이 종종 있다.
손예진의 특별한 취미를 살펴보자.

귀여운 외모와 넘치는 애교,
게다가 남편을 하나 더 갖겠다는
발칙한 주장을 펼치는 인아(손예진).
그녀의 취미 역시 발칙하다.
비 오는 날 알몸으로 우비입고 나가기!!

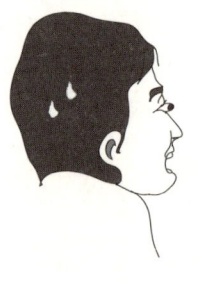
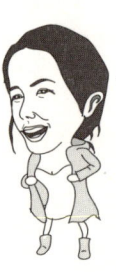

우비만 입고
다녀왔지롱~

"이것 봐라.
끝내줘 자기.
발가벗고 비 맞는 기분이다."

> 가족문제로 말못할 고민을
> 가슴에 담아둬야 한다면...

비오는 날의 속풀이
(앨리스/아오이유우- 하나와 앨리스, 2004, 일본영화)

비오는 날, 검은 우비를 입고 공원에서
정체불명의 춤을 추는 앨리스.

밖에서 엄마를 보고도
아는체 할 수 없는 상황은
아직 어린 소녀가 감당하기에는
너무 버겁다.

> "열일곱살도 세상은 살기 힘들어요.
> 나는 지금 열일곱살의 세상 밖에 볼 수 없으니까."
>
> -강경옥 만화 <17세의 나레이션> 중에서

하늘에서도 내 마음에서도
비가 주룩주룩 내리는 날,
앨리스마냥 미친척 엽기춤을 추러 나가보자.

비 오는 날의 이런 돌출행동은
날궂이려니... 하며
인심 좋게 넘어가는 경우가 많을뿐더러
제일 좋은 건...
아무리 펑펑 울어도 티가 안 난다~!

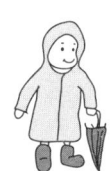
Just Follow

추적추적 비오는 날
앨리스처럼 속풀이하러 나가기~!

Step 1.

준비물: 검은 썬캡,
　　　　검은 우비,
　　　　검은 장화

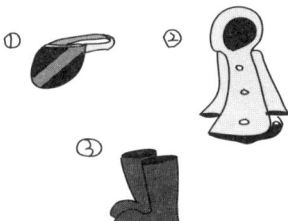

Step 2.

성별, 나이가
불분명해 보이도록
무장하는 것이 포인트다.

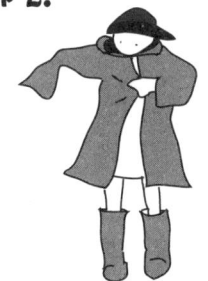

Step 3.

내키는대로 움직이며
쌓였던 스트레스를 마구 쏟아낸다.

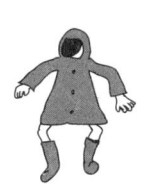 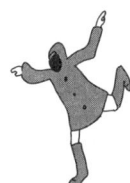 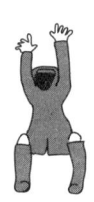

지나가던
동네 아저씨가
흠칫할 정도로...

**덥고 습한 날씨 때문에
무기력하고 권태롭다면...**

마릴린 먼로의 얼음속옷
(금발미녀/마릴린 먼로- 7년만의 외출, 1955, 미국영화)

잠도 못 이룰 정도의 열대야 때문에
속옷을 냉동보관 해두는 마릴린 먼로.

덥다, 덥다.....
그냥 덥다는 말로는 모자라다.
더워서 완전 돌아가시겠다.
머리는 생각이란 기능을
상실한지 오래고
팔다리는 내 의지와 상관없이 축축 늘어진다.

이렇게 고온다습한 날씨가 계속되면
체온을 조절하는 자율신경에 문제가 생겨
감기와 같은 각종 질환들에 걸리기 쉽고
잠 못 이루는 밤이 이어져
두통이나 소화불량 같은
열대야 증후군도 나타날 수 있다.

Just Follow

초간단 스모키 화장으로 딴 사람되기

순식간에 딴사람으로 변신하는 데
스모키 화장만큼 좋은 게 없다.
더구나 스모키 화장은
여자들을 평소보다 2.5배,
남자들은 1.5배쯤 더 매력적으로 보이게 만든다.

스모키 화장의 핵심은 강해보이면서도
왠지 모를 상처를 숨기고 있는 듯한 눈매다.
이 강렬한 눈매는 나의 '화'를 드러내는 동시에
상처입은 나를 방어해주기도 한다.

내 안의 상처가 어느 정도 아물 때까지
눈으로 분노를 표현하고 다니는 것도 나쁘지 않다.
때마침 유행이기도 하고,
색다르기도 하고...

〈스모키메이크업 Tip〉
김연아의 눈매를 떠올리며 화장을 해보자.
하지만 과유불급!
너무 과하게 화장하면 순식간에 팬더로 변한다.

Step 1.

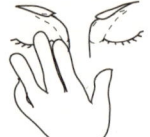
눈 주위에 그레이 계열의
아이섀도우를 바른다.

Step 2.

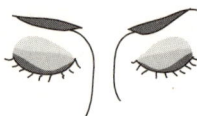
눈꺼풀 가까운 곳에
포인트가 되는 섀도우(블랙,
챠콜, 네이비)를 바른다.

Step 3.

위 아래 아이라인을 그려준다.
(펜슬보다는 리퀴드가 효과적)
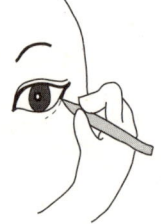

Step 4.

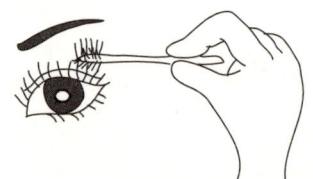

뷰러로 속눈썹을 아찔하게 올린 후
한 올 한 올 정성스럽게
마스카라를 바른다.

소설가 이외수 선생님은
왜소하고 작은 체격 때문에
젓가락 던지기 연습을 했다고 한다.

자취방 장롱위에 놓인 라면박스를 향해
젓가락을 던지면
미리 예고한 지점에 팍팍 꽂혔다.

"나는 사람한테는
젓가락을 던지지 않았어요.
기 죽이려고 겁만 준 거지."

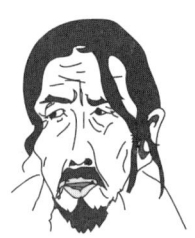

나에게 스트레스를 제공하는 자에게
단순히 물리적인 힘을 가하기보다
스스로를 갈고 닦으며
한층 성숙되고 발전된
"나"를 만들어가는 것이
그들에 대한
또, 세상에 대한
진정한 복수일 것이다.

제23장
복수는 나의 것
복수혈전

참을 만큼 참았다.
더 이상 참는 건 바보나 하는 짓이다.
'복수는 또 다른 복수를 낳는다'고 하지만
에이 그냥 하나 낳고 말지 뭐...
준비운동도 할만큼 했다.
이젠 실전으로 들어가 보자.

일도 없는데 상사 눈치보느라 퇴근이 늦어진다면....

쇼생크 회사 탈출

(앤디/팀로빈스 - 쇼생크탈출, 1995, 미국영화)

퇴근 시간은 이미 지났고 휴대폰은 불이 난다.
팀장님은 퇴근할 기미가 전혀 안 보이고
도리어 저녁은 뭘 먹느냐며
은근슬쩍 야근을 유도한다.

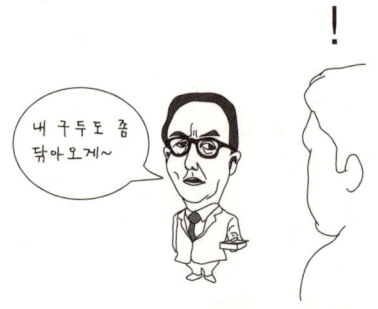

억울하게 아내를 살해했다는 누명을 쓰고
악명 높은 교도소 쇼생크에 들어온 앤디.
교도소 소장의 검은 돈을 세탁해주며
관리한 돈을 모두 빼내고
20여 년 동안 준비한 탈출을 감행한다

전에 같이 일했던 PD는
일이 없어도 늦게까지 남아있고
다른 사람이 술자리에서 먼저 집에 가는 걸
절대 용납하지 않았다.

어쩌다 먼저 가면
며칠 간 이유 없는 짜증과 심술을 받아주느라
개.고.생!
더 미치고 팔짝 뛰는 건
자기는 딱히 할 일이 없다며
명절 아침마다 생방을 잡아놓는다는 거...

혼자 사는 이 사람을 보면서 꼭 결심한 게 있다.
살면서 남들이 일반적으로 하는 일들
즉,
연애, 결혼, 출산 등은 다 하면서
사람들과 더불어 살아가겠다고...
뼛속까지 이기적으론 살지 말아야겠다고...

Just Follow

절대 혼자서 야근 안하는 물귀신 같은 저 양반!
정말 못 참겠다.
이젠 좀 더 대범한 복수를 시작해보자.

Step 1. 명분없는 야근을 할 때마다
회사 비품을 하나씩 챙겨 박스에 담는다.
기왕이면 새것으로다가...

회사 생활에 활력을 주는 알찬 학용품 세트!

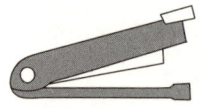

호치키스

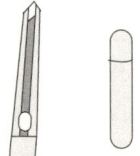

커터칼과 칼심

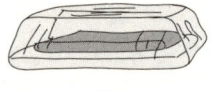

스템프

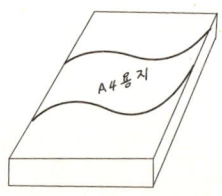

A4용지

Step 2.

어느 정도 모아졌다 싶으면
선물세트를 구성해보자.
풀, 가위, 볼펜...
조카를 위한 학용품 세트도 좋고
프린터용 잉크, A4용지, 마우스를 묶은
전산용품 세트도 좋다.
퇴근하는 길에 들고 나와
지인들에게 선물을 하는 거다.
주의: 꼬리가 길면 밟힌다.
천천히 하나씩..ok?

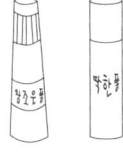

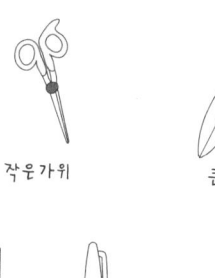

작은가위   큰가위

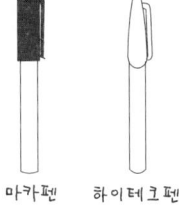

마카펜   하이테크펜

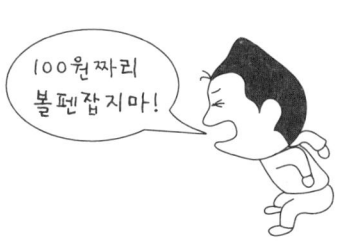

100원짜리 볼펜잡지마!

나를 괴롭히는 상사나 동료가 있다면...

그들만의 레시피
(아멜리에/오드리토투 -아멜리에, 2001, 프랑스영화)

길에서 사진을 찍고 있던 아멜리에 앞에서
교통사고가 난다.
운전을 하던 옆집 아저씨는
너 때문이라며 호되게 야단을 쳤고
아무것도 모르는 아멜리에는 죄책감에 빠져든다.

며칠 후, 그 말이
거짓임을 알게 된 그녀는
아저씨에게 복수를 다짐하며
지붕위로 올라갔다.
그리고 열혈 축구 매니아인
아저씨네 안테나 옆에 앉아
결정적인 순간마다
연결선을 확 뽑아버린다.

여기서 교훈 하나.
애들한테 장난치면 큰 코 다친다.

그녀의 복수극은 이것만이 아니다.
점원을 무시하는 식료품점 아저씨를 상대론
무좀약과 치약 바꿔놓기,
전화 단축번호 1번을 정신병원으로 바꾸기,
자주 마시는 꼬냑에 소금 잔뜩 넣기...

소금타면 술 맛이 없어지더만...

소박하지만 기발한 아이디어로
통쾌하게 한 방 먹인다.

소금 말고 또 다른 걸 이용하는 남자도 있다.
(지PD/지현우 -올드미스다이어리, 2006, 한국영화)
지PD는 재수 없는 선배PD의 커피잔에
온 힘을 다해 침을 뱉는다.

커피에 침 뱉는 행위는
오래전부터 사용해 온 복수방법이다.

만인의 사랑을 받는 스타조차도
얼마든지 침커피의 피해자가 될수 있으니
조심들 하시길!
영화 전우치에서는
겉으론 고분고분하기만 한 코디(임수정)가
표정하나 안 바꾸고
자신이 모시는(?) 스타(염정아)의 커피에
캭,퉤-하는 장면이 나온다.

네, 가요~ 언니~
맛좀봐라

Just Follow

가뜩이나 얄미운데 꼭 아메리칸 스타일을 외치는
상사의 커피 심부름, 그냥 넘어가야 할까? 전혀
미안하지않아!

Step 1.

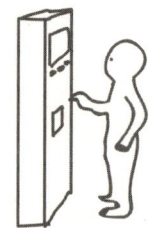

마음을 다스리며
자판기로 다가가
커피를 한 잔 뽑는다.

Step 2.

주위를 잘 살피며
되도록 한적한 곳으로
이동한다.

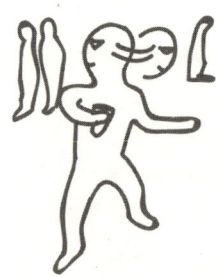

Step 3. 침을 뱉고 잘 저어준다음
최대한 겸손한 표정으로
상사에게 건낸다.

응용1. 원두커피일 경우,
침대신 연필심을 가루내어
살짝 타줘도...ㅎㅎ

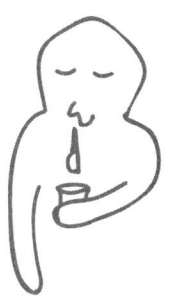

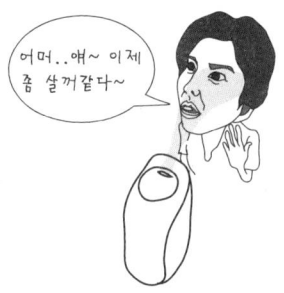

어머..얘~ 이제 좀 살꺼같다~

응용2.
상대의 전용가습기에
침 섞어 놓기.

from 막돼먹은 영애씨
(tvN)

주의: 뭐든 너무 많이 넣지는 말자.
이건 그를 죽이자고 하는 일이 아니다.
그래도 혹시나 그의 건강이 염려된다면
쿨하게 저녁을 쏘자.
메뉴는 삼겹살에 소주 한잔!!
그의 몸에 잔류해 있을지도 모르는 흑연가루가
모두 씻겨나가도록...
병주고 약주는 거면 어떠랴
내 맘만 편해지면 됐지 뭐!

Just Follow

여기 정의사회구현, 또라이 제로 조직을 위한
살신성인(?) 복수법을 소개한다.

방법 1. 사표 대신 내주기

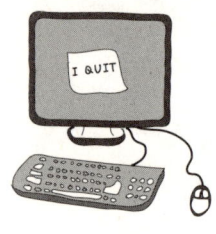
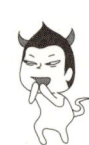

그(복수대상)가 휴가 간
사이 그의 컴퓨터에
그만 둔다는 표시를
붙여 놓거나...

그의 어투를 모방하여
황당무계한 사직서를
대신 작성한 다음,

사 직 서

갑자기 그만두게
되어서 미안합니다.
로또가 당첨되서 더
이상 남 밑에서 일
안하려구요..

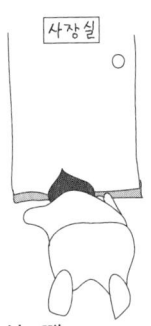

누구보다 일찍 출근해
사장실 문 안 쪽으로
밀어 넣든가

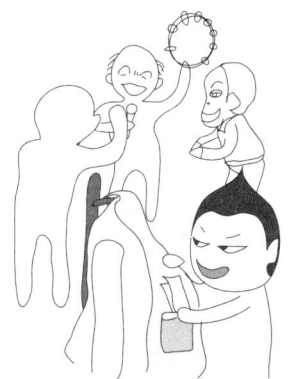

회식 때
높은 상사의 안주머니에
몰래 찔러 넣든가

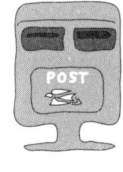

정 안되겠으면,
인사팀에 우편으로
보내는 방법도 있다.

다음날...

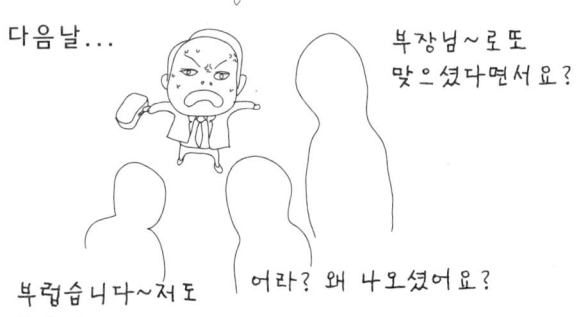

부장님~로또
맞으셨다면서요?

부럽습니다~저도
조금만
나눠주세요~

어라? 왜 나오셨어요?

방법 2. 전화번호 대량 살포하기

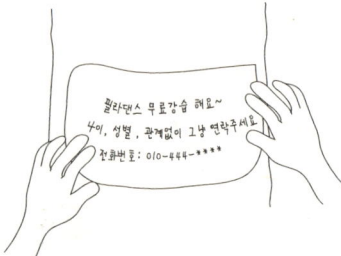

과외, 산악회, 집 급매
등의 벽보를 만들고
그의 전화번호를
기재해 이동네 저동네
붙여 놓는다.

포토샵 등을
다룰 줄 안다면
좀 더 공을 들여,
'특별한 만남'이나
'대리운전' 전단지를
만들고 주차장에 있는
차들의 와이퍼마다 끼워 놓는다.

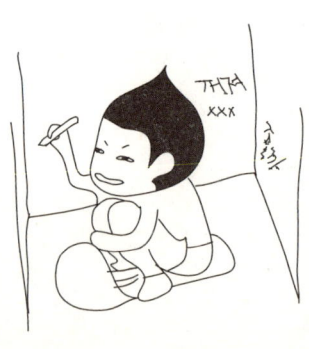

제일 간단하면서도
통쾌한 방법은
쪼~금 무섭기로 소문난
공원 화장실에
그의 전화번호를 살짝
남기고 오는 것!
밤마다 외로운 이들의
전화로 그의 휴대폰에
불이 날 것을 상상만 해도!

**뒤에서 좌석을 발로 차거나
시끄럽게 떠드는 사람이 있다면...**

경고 쪽지
(신디/안나 페리스, 무서운 영화 1, 2000, 미국영화)

극장, 공연장 등 사람들이 많은 곳에 가면
유난히 시끄럽게 떠들어서 작품에 몰입하는 것을
방해하는 사람들이 꼭 있다.
이런 사람들은 또 안하무인인 경우가 많아서
항의라도 했다가는 싸움으로 번지기 십상이다.
이럴 때 서로 얼굴 붉힐 일 없이
우아하게 항의할 수 있는 방법 어디 없을까?
이 영화는 그에 대한 단서를 제공해준다.

지난 할로윈데이,
신디는 친구들과 음주운전을 하다 사람을 치고
사고를 덮기 위해 그를 바다에 버린다.
그러던 어느 날, 그녀에게 한 장의 쪽지가 전달
되고 신디와 친구들은 공포에 떨게 된다.

바로 이거다!
말 한마디도 섞고 싶지 않은 인간에게
조용히 경고쪽지를 건네는 거다.

Just Follow

공공장소 진상 처리법

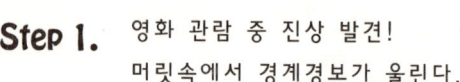

Step 1. 영화 관람 중 진상 발견!
머릿속에서 경계경보가 울린다.

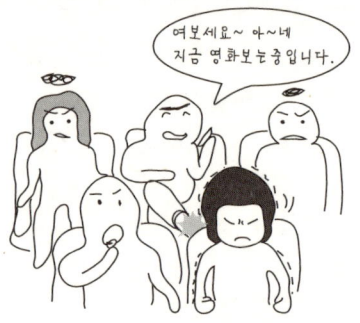

Step 2. 도가 지나치다 싶을 때,
조용히 준비해 둔 쪽지를 꺼낸다.

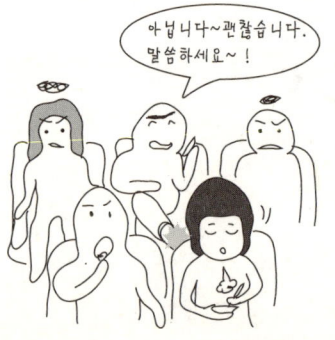

Step 3. 이렇게 예의 없는 사람들은 대개
자신이 뭘 잘못했는지도 잘 모른다.
이런 점을 이용해
연애편지 건네듯 수줍게 쪽지를 건넨다.

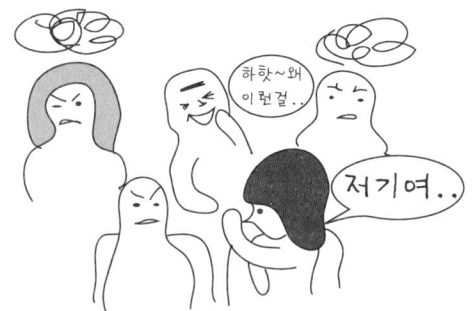

Step 4. 메세지는 강력하고 짧게 전달하는 것이 좋다.
명심할 점은 반드시 예의를 갖춰야 한다는 것!

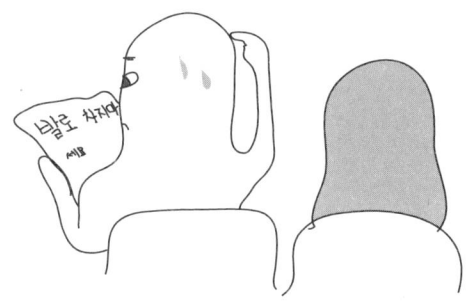

> 영화 시작했는데 옆에 눈치없이
> 왔다갔다하는 사람이 있으면..

초고속 카메라
(개그콘서트, 2009, KBS)

불이 꺼지고 영화가 시작된다.
집중을 하려는 찰나
어디선가 희미한 휴대폰 불빛이 보이더니
커다란 엉덩이가 내 시야를 가린다.
자리를 잡고 앉아 팝콘을 꺼내 와그작와그작...
휴대폰 진동은 벨소리보다 더 크고
문자까지 보내는지 불빛이 신경에 거슬린다.
급기야는 잠깐 나가겠다며
또 내 앞을 가로막는 그 놈!!!
그럴 땐 이들이 가르쳐준 방법을 이용해 보자.

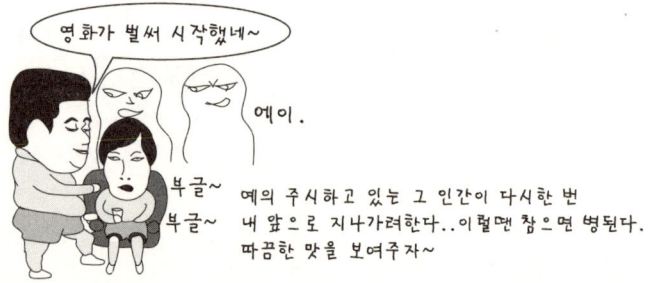

Just Follow

초고속 카메라 극장편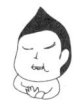

Step 1.

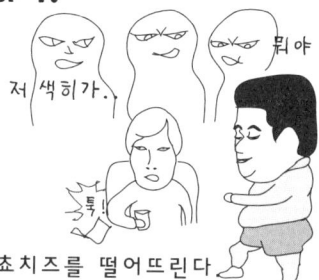

나쵸치즈를 떨어뜨린다

Step 2.

모르는 척 다리를 꼬며
그 인간의 무릎에
나쵸치즈를 묻힌다.

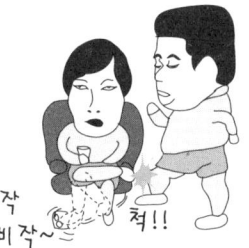

Step 3.

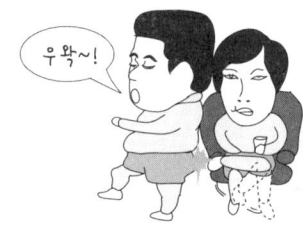

내 앞을 지나는 순간
다리를 바꿔 꼬면서
그 인간의 엉덩이를
발로 차준다.

제24장
서울의 휴일
시티투어

수백만 명의 외로운 이들이
함께 지내는 것이
바로 도시 생활이다.

-헨리 데이비드 소로(Henry David Thoreau)

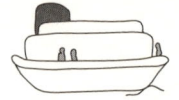

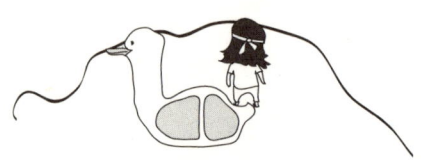

차를 타고 한강 근처를 지나다 보면
유람선을 만날 때가 있다.
한낮에는 좀 깨긴 하지만,
까만 밤 로맨틱한 조명을 밝힌 유람선은
몇해전 모 프로그램에서
낭만적인 프로포즈 장소 1순위로 꼽혔을 정도다.

그런데...
난 저 유람선을 타본 적이 있었던가??
63빌딩 전망대 엘리베이터도,
아름다운 비밀의 정원 창덕궁 후원도...
명절이나 되어야 서울에 오곤 하던 사촌들도
벌써 십 몇 년 전에 타고 보고 했던
서울의 명소들을
정작 서울 토박이인 난 제대로 가본 적이 없다.
이게 바로 말로만 듣던 서울 촌놈?

> 심심한데 같이 놀 사람이 없다면...

서울의 휴일
(재희, 문정/지진희, 엄정화-결혼 못하는 남자, 2009, KBS드라마)

화창한 일요일...
장문정(엄정화)은 홀로 김밥에
사이다 한 병 사들고
서울시티투어 버스에 올랐다.

그러다 우연히 싱글남 건축가
조재희(지진희)와 마주친 문정.
처음에는 주말에 혼자 다니는 것을 들켜
당황해 하지만 이내

"혼자 서울 한 바퀴 돌고 싶을 때
 가끔 타요"

(가이드 설명이 엉망이군...)

라며 재희에게
주말나기 노하우를
전수한다.

아름다운 오드리 헵번도 그때 그랬었다.

(앤공주/오드리헵번-로마의 휴일, 1953, 미국영화)

왕실의 빡빡한 스케쥴에 싫증이 난 앤공주는
아무도 몰래 로마의 거리로 나와
신문기자인 죠(그레고리 팩)를 만난다.

헵번스타일이라 불리우는
짧은 앞머리 스타일로 변신하고
스페인광장 13번째 계단에서 젤라또를 먹고
작은 스쿠터를 타고 온 로마시내를 다니며
공주는 마냥 행복하다.

Life isn't always what one like.
삶이 언제나 자기 뜻대로 되는 건 아니죠.

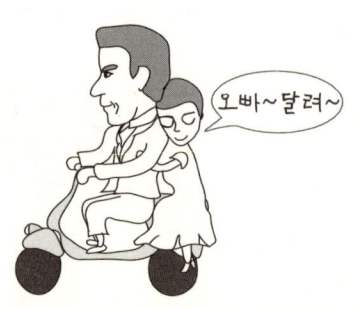

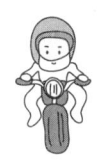

Just Follow

Step 1.

심심한데 같이 놀 사람이 없다면
울리지도 않는 전화기만 만지작거리며
시간 죽이지 말고 일단 밖으로 나가
서울시티투어버스 1일 이용권을 구입하자.

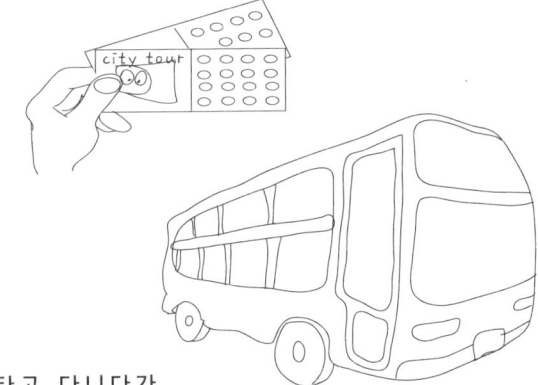

Step 2.

버스를 타고 다니다가
맘에 드는 장소에 내려 실컷 구경하고
30분 간격으로 운행되는 버스를 타고
다음 장소로 또 이동하면 된다.

홈페이지: http://www.seoulcitybus.com
전화안내: 02-777-6090(현장매표만 가능)
* 2층버스는 좌석이 매진될 경우가 있으니까 미리 구매하세요!

시티투어버스가 내키지 않는다면
발길 닿는 대로, 마음 내키는 대로,
그동안 무심히 지나친 곳들을
낯선 곳을 여행하는 기분으로 찬찬히 둘러보자.

버스 정류장에서 처음 오는 버스를 타고
종점까지 가본다거나
골목의 작은 카페 구석자리에 앉아
카푸치노 한잔 마시면서
책이나 잡지를 봐도 좋고,
활기 넘치는 재래시장을 돌아다녀도 좋다.
세상은 넓고 할 일은 무궁무진하다!

"도시를 보면, 그 도시를 건설한 모든 이들의
희망과 열정 그리고 자부심을 읽을 수 있다."

휴 뉴웰 제이콥슨, 미국의 건축가

당신이 사는 도시에 관한 8가지 질문
(한 번 적어봅시다)

이 도시에서 나를 가장 기쁘게 하는 것은?

이 도시에서 나를 가장 우울하게 만드는 것은?

이 도시에서 내가 가장 좋아하는 장소는?

이 도시에서 내가 가장 싫어하는 장소는?

이 도시에서 가장 맛있는 음식은?

이 도시에서 한 번쯤 살아보고 싶은 동네는?

이 도시가 자랑스러운 이유는?

이 도시에서 가장 아름다운 건축물은?

제25장

기억의 습작

사진찍기/녹음하기

우리는 스스로 스트레스를 만든다.
왠지 그렇게 해야 할 것 같기 때문이다.
당신은 계속 그런 식으로 살아라.
나는 더 이상 그렇게 살지 않는다.

- 오프라 윈프리(Oprah Winfrey)

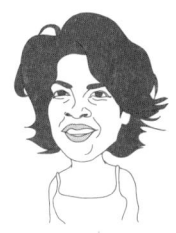

아기를 갖고 제일 먼저 산 물건은
아기 신발도 배냇저고리도 유모차도 아닌
카메라였다.

'아기의 탄생부터 소소한 우리의 일상을
모조리 찍어 기록 하리라.'

이런 마음으로
1년 동안 1만여 장의 사진을 찍었고
그 중에서 고르고 골라
아기의 첫 생일 기념으로
성장앨범을 만들어 주었다.

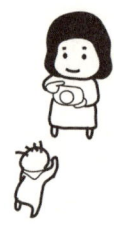

그동안 찍어둔 사진을 보며
'우리들에게 이런 모습이 있었구나...!'
새삼스럽고 신기한 맘에
한 달 넘게 걸렸지만
굉장히 즐거운 작업이었다.

> 나만 혼자 정체되어 있다고
> 느낀다면…

사진놀이
(동현/한석규-접속, 1997, 한국영화)

수현(전도연)의 권유로 동현(한석규)은
처음으로 셀카를 찍어본다.

폴라로이드 사진에 대해
동현과 수현이 나누는 대화.

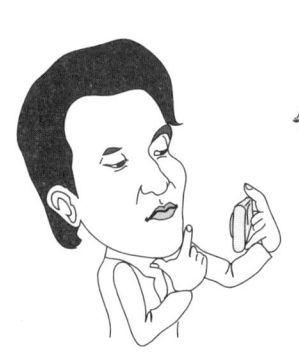

폴라로이드 사진은
오래 기다리지 않아서 좋다
늘 약간 흐릿해서 좋다.
쉽게 구겨지지 않아서 좋다.
한 장 밖에 없어서 좋다.

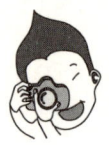

사진은
우리가 그냥 스쳐지나버리는 일상을
새롭고 특별하게 만들어준다.

세상은 빠르게 변하는데
하루하루가 똑같은 것 같고
나만 혼자 정체되어 있는 것 같을 때
나와 내 주변을 카메라에 담아보자.
세상이라는 좌표 위에서
지금 나는 어디쯤 위치해 있는지 돌아보는
좋은 계기가 될 것이다.

당신은 지금 어떤 모습으로 살고 있는가?

> 가족을 부양하느라
> 힘들고 지친다면..

나에게 보내는 편지
(강태영/김정은-파리의 연인, 2004, SBS드라마)

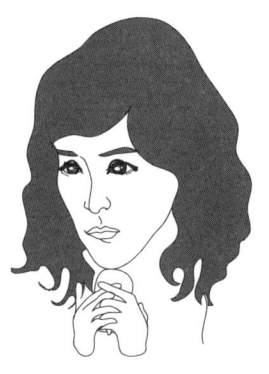

파리의 연인 태영(김정은)도
셀카라면 빠지지 않는다.
폴라로이드 사진기로 셀카를 찍고
휴대용 녹음기로 목소리까지 녹음한다.

파리에서 객지생활이 힘들 때마다
또, 서울에서의 생활이 고달플 때마다
넋두리 하듯 녹음기에 대고 중얼거리는 태영.

게슈탈트 요법은 독일의 펄스(Fritz Perls)가
개발한 심리치료 기법이다.

펄스에 따르면,
몸과 마음이 건강한 사람은 현재에 살고
과거나 미래에 집착하지 않는 반면
신경증 환자는
현재가 아닌
다른 시점에
사로잡혀 고민한다.

게슈탈트 요법!!

프리츠 펄스..

또, 화를 계속 참으면
화가 자기 안에서
죄책감으로 변질되어
결국 몸이나 마음의 병으로 터져나온다고 한다.

그래서 게슈탈트 요법은
"현재의 나"를 자각하고 표현하는 것에
주안점을 둔다.

그리고 그러한 자기탐색을 위한 방법으로
자화상 그리기, 셀카 찍기, 목소리 녹음하기
등을 추천한다.

Just Follow

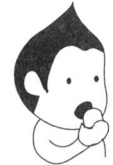

나도 모르게 자라고 있을지도 모르는
마음의 병을 치유하려면
김정은처럼 녹음기에 속마음을 털어놓자.

Step 1.

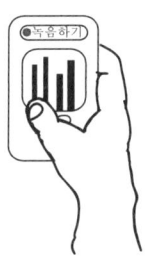

드라마에서처럼 운치있는
녹음기가 있다면 좋겠지만
요새는 휴대전화로도
얼마든지 녹음이 가능하다.

휴대전화의 녹음 기능과 친해질 준비 완료?

Step 2.

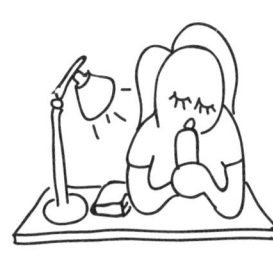

지금 나의 기분은?
지금 나의 고민은?
지금 보고 싶은 사람은?
…
솔직한 내 심정을
기탄없이 늘어놓는다.

제26장

가자! 부기원더랜드로~
댄스댄스

춤춰라! 춤을 출만한 곳이
당신의 거실 밖에 없을지라도

-커트 보네것(Kurt Vonnegut), 미국의 소설가

사람들은 기쁘거나 흥겨울 때 춤을 춘다.

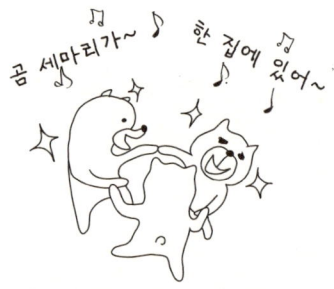

"곰 세 마리가 한 집에 있어..."
아기들은 좋아하는 노래가 나오면
엉덩이를 실룩거리며 춤을 추고,
한껏 치장을 하고 전국노래자랑에 나온 아줌마는
혼자서도 흥에 겨워 춤을 춘다.

하지만
슬프거나 답답할 때도 그럴 수 있다.
진짜냐구?

> 돌이킬 수 없는 실수를 저질러
> 죄책감과 불안감에 시달린다면..

스트레스는 차인표도 춤추게 한다
(강혁/차인표-홍콩익스프레스, 2005, SBS드라마)

일단, 이 남자를 보자.

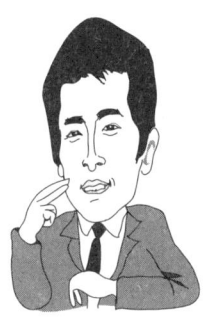

홍콩에서 뺑소니 사고를 낸 강혁(차인표)은
죄책감과 불안감에 괴로워
술을 마시고 춤을 춘다.
어찌 보면 술에 취해 흐느적거리는 것 같아도
나름 리듬을 탄다.
분노의 벨트풀기는 그야말로 압권이다.

Just Follow

엎지러진 물을 놓고 고민해봐야 소용없다.
죄책감과 불안감에서 하루 빨리 벗어나
같은 실수를 되풀이하지 않는 것이 최선책이다.
여기 분노의 댄스를 따라하며 죄책감과 불안감을
훌훌 털어내자.

Step 1.

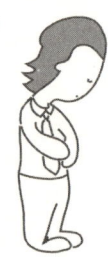

사람들 눈에 잘 띄지 않는
장소를 찾아 묵묵히 이동한다.

Step 2.

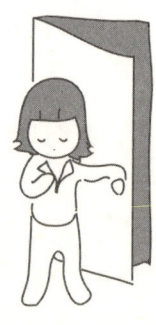

가슴의 단추를 풀고
다소 느끼한 포스를 내뿜는다.
감정의 급격한 변화를
그대로 표출할 마음의 준비를 하자

Step 3.

음악을 틀면 춤추기 좋겠지만
음악이 없으면 집중해서 똘끼를
발휘할 수 있으므로
무반주 댄스도 나쁘지 않다.

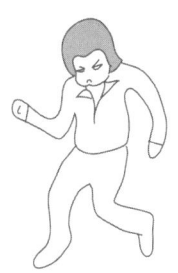

셔츠의 단추를 세개 이상 풀어헤치고
엣지있게 게다리춤을 추며 서서히 달아오른다.

Step 4.

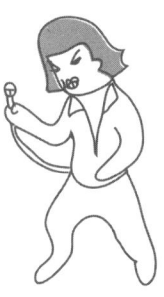

흥분이 최고조에 달했을 때
감정을 숨기지 말고
그대로 몸으로 표출한다.

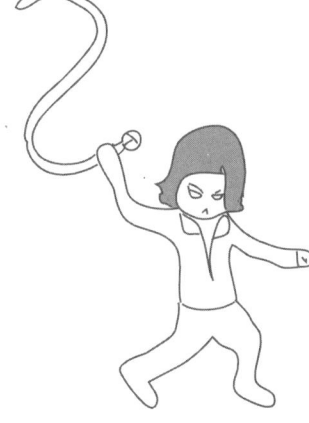

차인표처럼
벨트를 풀어도 좋다.
그리고 한 두어번 돌리다
힘껏 내팽개친다.

머뭇거릴 필요 없다
벨트는 잘 망가지지도
않는다.

**싫은 사람을 만나러, 혹은
내키지 않는 자리에 나가야 한다면..**

간지 맘보
(아비/장국영 -아비정전, 1990, 홍콩영화)

여기 속옷만 입고 춤을 추는 남자가 있다.

여자와 하룻밤을 보낸 아비(장국영)는
전신 거울 앞에서
일명 팬티+난닝구 바람으로
맘보춤을 춘다.

수많은 여자들과 어울리지만
사랑을 믿지 않는 아비.
그는 자신을 버린 어머니에 대한
증오와 그리움을 동시에 갖고 살아가는
지독히도 슬프고 고독한 인물이다.
누구를 만나든
기뻐하고 행복해하지 않는 것도
그 때문일까?

장국영의 아름다운 비주얼 때문에
아직까지도 널리 회자되는 유명한 장면.

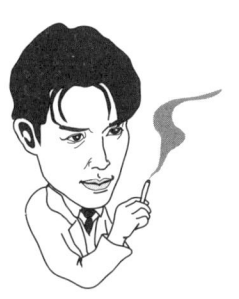

세상에 발 없는 새가 있다더군.
늘 날아다니다가 지치면 바람 속에서 쉰대.
평생 딱 한번 땅에 내려앉는데,
그건 바로 죽을 때지

-<아비정전> 중에서

Just Follow

장국영의 간지맘보 따라잡기
내키지 않는 자리에 가야 할 땐
맘보 한 번 땡기고,
자신감을 Up해서 나가자.

Step 1.

장국영처럼 팬티+난닝구
차림이면 좋겠지만,
그러기 힘든 경우에는
되도록 느슨해지도록
셔츠 단추라도 몇 개 풀자.

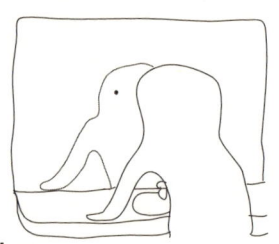

Step 2.

맘보춤의 핵심은 다이아몬드 스텝!

무릎을 살짝 굽힌 상태에서
상체에 힘을 빼고 움직이면
자연스런 맘보춤이 된다.

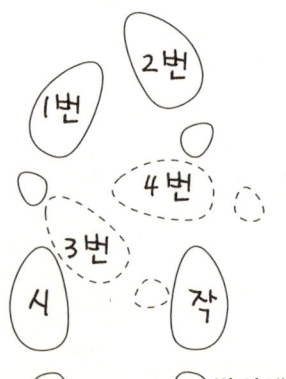

자 이제 왼쪽의 스텝 순서를
머릿속에 기억하자.
시작 자세에서
1번부터 4번까지의 스텝을
밟아 나가다 보면
반시계방향으로 조금씩 돌 수 있다.

Step 3.

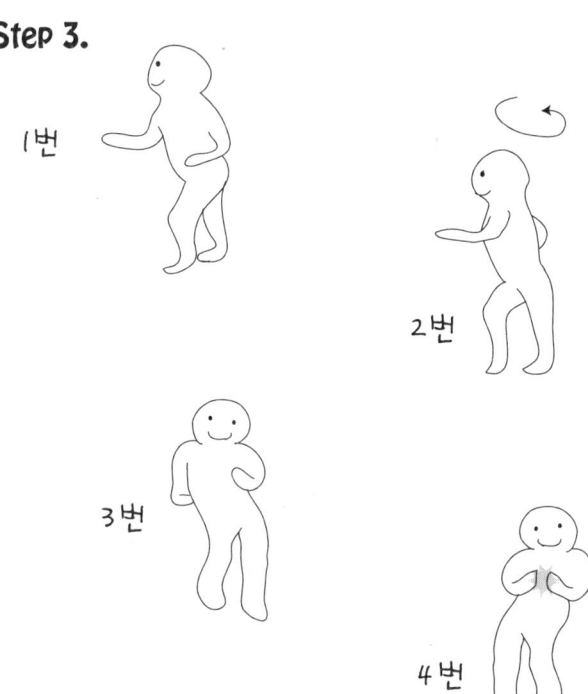

엉덩이를 디딤발의 반대쪽으로 씰룩거리면서
손은 걸을 때처럼 위 아래로 흔들어준다.
4번 동작에서는 박수를 한 번 쳐주면서
리듬에 흠뻑 취해보자

잊고 싶은 기억이 자꾸 떠오른다면...

마더의 춤사위
(김혜자 - 마더, 2009, 한국영화)

우리의 국민 어머니도 관광버스에서
춤을 추신다.

그래, 이 맛이야!
하며 된장찌개를 끓여주실 것 같은
인자한 얼굴이 아니다.

괴로운 기억을 모두 털어내려는 듯
열심히 춤을 추신다.
버스도 버스지만,
바람부는 들판에서 그녀가 추는
몽환적인 춤사위는 이 영화의 백미다.

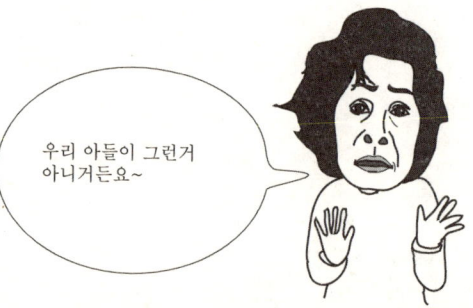

Just Follow

살다보면, 기억을 지워버리고 싶을 때가
한두번이 아니다.

"내가 사장일세.."

"한 잔 받게나~"

"대리님은 무슨..!
오빠라고 불러~"

"김대리님 저랑
사귈래요~?"

Step 1.

영화처럼
갈대밭이 있으면 좋겠다만,
그러기 쉽지 않으므로
옥상과 같이 바람부는
탁트인 장소로
이동한다.

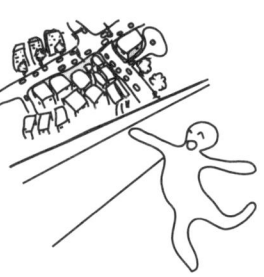

Step 2.

다음의 [망각을 위한 춤사위]를
바람 부는 방향에 맞춰
하느작거리듯 따라해보자.

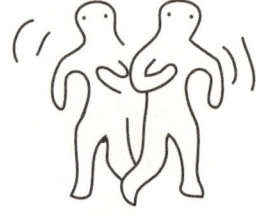

들리는 음악에 맞춰
혹은 머릿속에서 돌아가는
음악에 맞춰
좌우로 스텝을 밟는다.

시동걸기

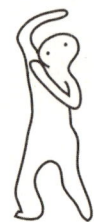

바람이 어루만지듯
내 볼을 쓰다듬는다.

볼 쓰다듬기

빙글빙글 돌면서
바람과 함께
잊고 싶은 기억을
모두 날려 보낸다.

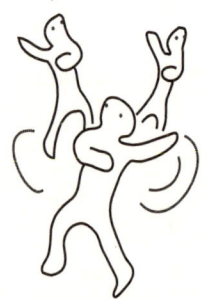

빙글빙글 돌기

떠나간 사람이 그리워 견디기 힘들다면...

'부토'를 아시나요?
(루디/엘마 베퍼-사랑후에 남겨진 것들, 2008, 독일영화)

갑작스레 아내를 잃은 루디.
아내에 대한 미안함과 그리움으로
생전의 아내가 가보고 싶어 하던
후지산으로 여행을 떠난다.

루디는 부인이 생전에 그렇게 좋아하던
부토를 배우고
후지산 앞에서 아내의 영혼과
부토를 추며 호흡을 맞춘다.
부토는 어떤 춤일까?

자 여보,
당신을 위한거야.

부토는 그림자의 춤이에요.
내가 추는 게 아니라 그림자가 추는 거에요.
난 그림자가 누구인지 몰라요.
누구든 부토를 출 수 있어요.
다들 그림자가 있잖아요.
젊은이, 늙은이, 여자, 남자
다들 살아있는 동시에 죽어있지요.

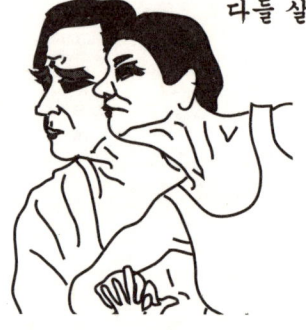

'그림자의 춤'으로 알려진 부토.

영화 속에서 부토는
소통과 교감의 춤이다.

부토춤을 춤으로써,
일본소녀 유우는
세상을 떠난 엄마와 대화를 나누고
루디는 먼저 간 아내와 하나가 된다.

Just Follow

떠나간 사람이 못견디게 그리울 때
루디 할아버지처럼 부토춤을 추며
어딘가에 있을 그와의 교감을 시도해보자

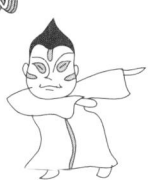

부토춤은 형식과 장르에 얽매이지 않고
하늘과 땅, 삶과 죽음 등의 광활한 주제에 대해
자신의 육체로 한편의 시를 쓴다고 생각하면
이해하기 쉽다.

영화속 부토춤의 포인트를 살펴보고
나만의 부토를 완성해보자.

Step 1.
잡는 동작
(안타까움과 억눌린 감정 표현)

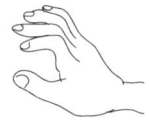

바람을
잡으려는 듯이..

놓치지 않기 위해 꽉
잡으려는..

춤에 음악이 빠질 수 없다. 영화에서는 류이치 사카모토의
Chingsagu no hana, Asadoya yunta가 흘러나왔다.

Step 2. 놓아주는 동작
(헤어짐, 상실감을 표현)

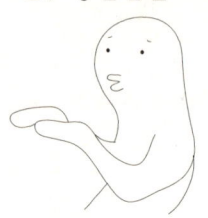

Step 3. 웅크리고 활처럼 젖히는 동작
(외로움, 고뇌 표현)

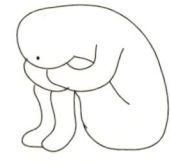 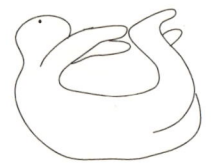

Step 4. 바람을 느끼는 동작
(바람을 통한 소통과 교감)

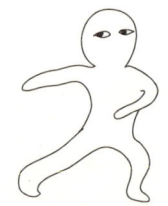 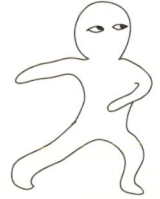

같은 동작이라도 시선처리에 따라
전혀 다른 감정과 이야기를 표현할 수 있다.
나만의 감정을 마음껏 표출해보자.

이렇게 많은 사람들이
슬프거나 답답하거나 괴롭거나 외로울 때
춤을 추며 마음을 달랜다.

춤은
골치 아픈 일들 때문에 올라갔던
혈압을 낮추고
독소배출을 원활하게 하며
컨디션을 회복시킨다.

그래서 춤을 추고 나면
훨씬 가벼운 몸과 마음을 갖게 된다.

제27장
내 안의 또 다른 나를 끄집어내다
가면놀이

뭐 그리 호락호락한 줄 알아?
세상은 정글이야... 정글!

-영화 <반칙왕> 중에서

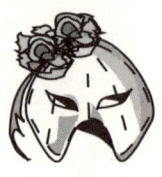

미약한 자신에게서 벗어나고 싶은 열망이
가면을 만들었다는 설이 있다.
신의 얼굴을 본 따 만든 가면.
가면을 쓰면 신이 가진
초자연적인 힘을 가질 수 있다고 믿었던 것이다.

> 어떤 일을 시도할
> 용기가 나지 않는다면...

힘을 내요 마스크맨
(스탠리/짐캐리-마스크, 1994, 미국영화)

신비한 가면을 통해
인생을 180도 바꾼 남자가 있다.

스탠리(짐캐리)는 우연한 기회에
고대 유물인 마스크를 손에 넣는다.
마스크를 쓰자마자
초인적인 힘을 가진 사나이로 변신하는 스탠리.
평소에는 전형적인 소시민이지만
마스크를 쓰면 180도 돌변하여
악당을 물리치는 영웅이 되기도 하고,
좋아하는 여자에게 적극적으로 대시하는
용기 있는 남자가 되기도 한다.

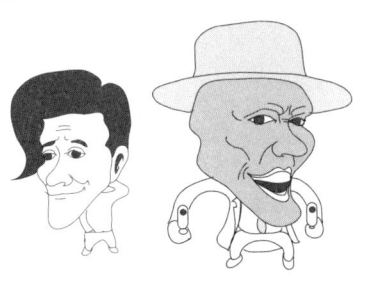

짐 캐리의 마스크처럼 신비로운 힘은 없지만
쓰기만 하면 호랑이 기운이 팍팍 솟는 가면이
우리나라에도 있다.

(임대호/송강호-반칙왕, 2000, 한국영화)

관장의 서랍 속에서 옛날 자신의 영웅이었던
반칙왕 타이거마스크 가면을 발견한 대호.
일단 가면을 쓰고 자기를 괴롭혔던
동네 어린 불량배들을 혼내준다.

아버지에게 열심히 살겠다는 다짐을 하다가
가면보고 놀란 아버지에게
파리채로 맞기도 하고,
좋아하는 여자에게
처음으로 고백했다가
"술 취했어요?"라는
소리도 듣고...
가면 쓴 채로 돌아다니다
사람들의 눈총을 받기도 하지만

어쨌든 타이거마스크는
예전의 나약하고 찐따 같기만 한 임대호를
좀 더 용감하게 만들어준다.

Just Follow

영화 속 주인공들에게 마스크는
평소 하지 못했던 일들을 가능케 하고,
속으로만 품었던 욕망을 분출할 수 있게 해주는
멋진 도구였다.

우리도 이런 마스크 하나 쯤 필요하지 않을까?
마스크를 쓰기 좀 그렇다면 이런 방법도 있다.

남자들을 위한 변신 미션
짐승돌 메이크업은 어떨까?

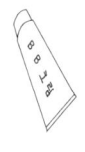

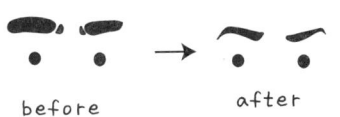

여자들을 위한 변신 미션
헤어스타일을 바꿔라!

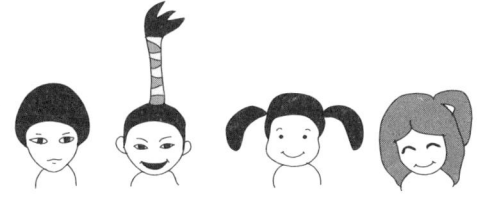

> 내키지 않는 전화를
> 억지로 해야 한다면...

가면 뒤로 숨어라
(봉달호/차태현 -복면달호, 2007, 한국영화)

복면을 쓰고 노래를 부르는
한 남자의 사연은 이렇다.

지방 밤무대에서 락커의 길을 걷다
얼떨결에 트로트 가수가 되어버린 봉달호.

2:8가르마에 반짝이 무대의상이 너무 창피해
궁여지책으로 쓴 복면이 그의 인생을 바꾼다.

이차선 다리위에~

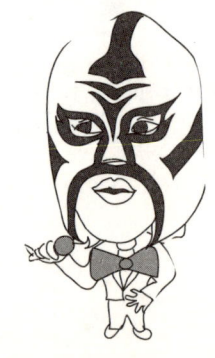

Just Follow

가끔씩 불편한 전화를 해야 할 때가 있다.
시댁, 까탈스런 고객, 내 요구를 거절할지도
모르는 각종 기관들에 하는 전화가 그렇다.

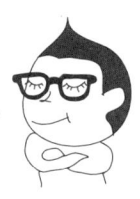

이런 전화..끝까지 미루면서 스트레스 받지말고
가면의 힘을 빌려 당장 해치워버리자.
내가 아는 세상에서 가장 비위좋고, 상냥하고,
잘 따지는 사람의 가면 뒤로 숨는 거다. o.k?

Step 1.

나만의 가면을 준비한다.
진짜 가면도 좋고,
커다란 뿔테안경이나
반짝이 셔츠 같은 소품도 괜찮다.

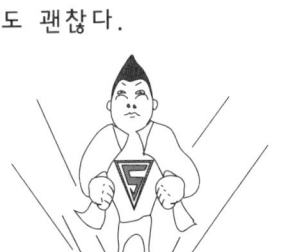

옷 속에 슈퍼맨 티 입고 출근하기!

Step 2. 이제 내가 원하는 사람의 외모를 갖췄다.
깊게 심호흡을 하고
평소의 나는 잠깐 뒤쪽에 숨어 있자.

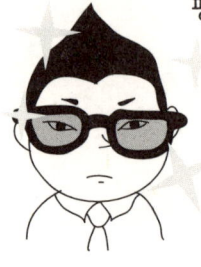

Step 3.

불편한 상대에게 전화를 건다.
'외면의 나'는 '평소의 나'와 달리
뻔뻔하고 능숙하게 일을 처리한다.

왜 그런거죠~?

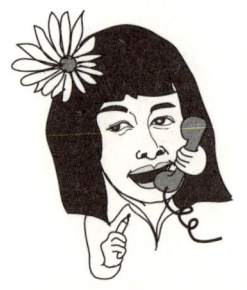

가면은 영화 속 주인공들을
완전히 다른 사람으로 만들어놨다.
나약하고 소심하기 짝이 없는 그들을
자신감 넘치고 매사에 적극적인 사람으로
변모시켰다.

세상살이가 힘겨울 때
지금의 내 모습이 실망스럽고 답답할 때
자신감을 가득 채워주고
내 안의 또 다른 나를 깨워줄 가면을 써보자.

사람들은 누구나
여러 개의 가면을 쓰고 살아간다.
상황에 맞게 여러 개의 가면을 바꿔 쓰며
똑똑하게 세상을 사는 것도 방법이다.
가면을 벗고 나면
12시를 넘긴 신데렐라처럼
마법이 풀릴지라도...

제28장

UFC 스페샬
격투요법

일진이 사나운 날이나
남들이 나만 괴롭히는 것 같을 땐
다음을 꼭 기억하게 하소서.

얼굴을 찌푸리는 데는
42개의 근육을 움직여야 하지만
웃는 데는 28개의 근육만 움직이면 된다는 걸.
**무엇보다 팔을 뻗어 주둥이를 날리는 데는
단지 4개의 근육만 움직이면 된다는 것을…**

-어느 네티즌의 <스트레스 받은 자들을 위한 기도> 중

중요한 PT, 계약 등을 앞두고
전의를 다져야 한다면...

스트레스 해소행 급행열차를 타라!
(다찌마와 리/임원희-다찌마와 리, 2008, 한국영화)

이 남자의 준비 동작을 보자.
새로운 임무를 받아 상하이역에 도착한
다찌마와 리(임원희).

그는 악당들과 1:5의 액션을 펼치기 전,
태껸으로 준비운동을 하며 마음을 다잡는다.

춤사위처럼 유연하게 움직이는 태껸동작은
상대방의 타격점을 흐려
공격을 둔화시키고,
순간적인 공격으로
상대편을 제압한다.

"조선의 태껸맛을 봐야 정신 차리겠나?
이크~ 에크~"

Just Follow

사이언스 데일리(Science Daily)에 따르면
태극권과 같은 무술동작은
혈압을 낮추는 데 도움을 주고
긴장감을 해소하는 데 탁월한 효과가 있다고 한다.

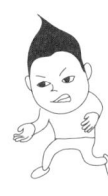

다찌마와 리의 태껸 준비동작으로
큰일을 앞두고 생기는 스트레스를
날려버리자!

Step 1. 먼저 태껸의 기본 스텝!

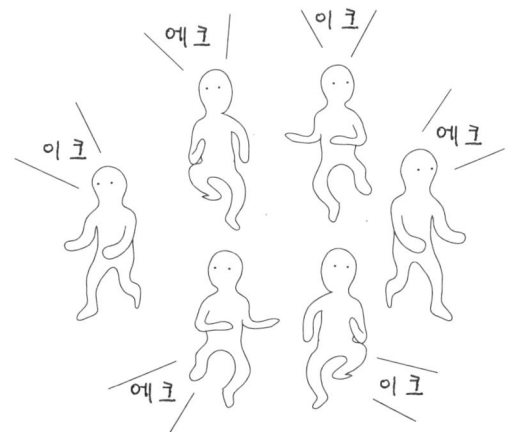

시계방향으로 스텝을 밟으며 3박자로 움직인다.
기합은 이크 에크를 반복하며 리듬을 탄다.

Step 2.

기본 스텝이 자연스럽게 몸에 익으면
태껸의 꽃 발차기를 해보자.

발차기의 종류는 여러 가지지만
가장 기본적인 '안에서 밖으로 차기'를
배워본다.

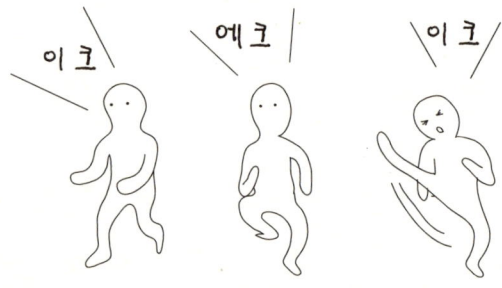

이크-에크-이크 삼박자의 마지막 박자에서
발차기를 한다.
몸에 힘을 풀고
최대한 가볍게 리듬을 타다가
공격하는 순간 날렵하게 움직이는 것이
포인트다.

스트레스가 극에 다다랐다.
춤이나 음식 등으로는 해결이 되지 않을
극대노極大怒의 순간!!

그럴 땐 스트레스의 원인을 직접 제공한 자에게
물리적인 행동을 가해 푸는 수밖에 없다.

남편에게 극도의 배신감을 느꼈다면..

인정사정 볼 것 없다
(나화신/오현경-조강지처클럽, 2008, SBS 드라마)

이 여자의 풍차돌리기는 정말 기가 막히다.
바람피는 남편 원수(안내상) 때문에
눈물지으며 속상해하던 화신도
이제 참을 만큼 참았다.

일단 업어치기 한판으로 기선을 제압한 후
머리채를 잡고 풍차돌리기를 선보인다.
싸움을 말리러 쫓아온 내연녀 모지란(김희정)까지
쌍으로 돌려 화끈하게 복수하는 장면!

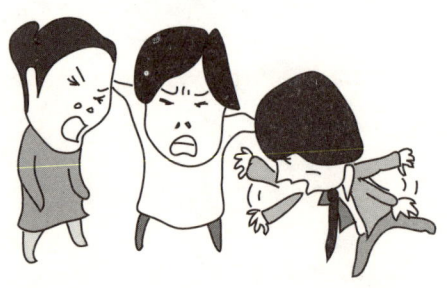

(정하은/도지원-펀치레이디, 2007, 한국영화)

13년동안 이종격투기 챔피언 남편의
폭력에 시달려온 주부 하은(도지원).
아무리 참아도 남편은 절대 변하지 않는다.

늙은 호박으로 배근육 단련하기,
밀가루 반죽으로 주먹 단련하기,
타이어 매달고 달리기...
3개월 동안 흘린 그녀의 피와 땀은
결코 헛되지 않았다.

회심의 발차기와 강력한 펀치로
13년 묵은 설움과 한을 풀어버리는
우리의 주인공.

정형돈의 족발당수는
귀여운 버전이라고나 할까?

격투기는
이렇게 상대방이 몰염치하거나
완전 뻔뻔하게 나올 경우
꾹꾹 참다 한번쯤 시도할 만하다.

단, 상대를 향해 날아오르기 전,
뾰족한 물건이나 모서리 쪽은 피해주는 센스!

Just Follow

도지원의 플라잉 니킥 따라잡기

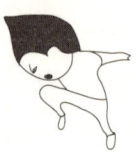

니킥은 무릎(knee)으로
상대방의 상체를 공격하는 기술!
무릎의 뼈값 때문에 발과 손에 비해
곱절의 파워로 상대방에게 데미지를 줄 수 있다.
순발력을 향상시키고 복부 살을 빼는 데도
탁월한 효과가 있으니 지금부터 배워보자 니킥~

Step 1.   준비 자세

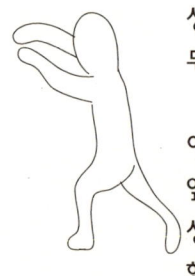

상대의 목을 감싼다는 생각으로
두 팔을 앞으로 한다.

이때 다리는 앞 뒤로 벌리며
앞다리는 무릎을 약간 구부린
상태로 나중에 뒷무릎으로 니킥
할 때 디딤발로 기능한다.

Step 3.

양손을 깍지끼고
상대의 머리를 잡고 끌어당기듯
복부쪽으로 끌어당기면서
무릎을 힘차게 들어올린다.

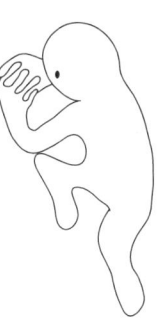

Step 3.   위 과정을 적어도 50차례 반복한다.

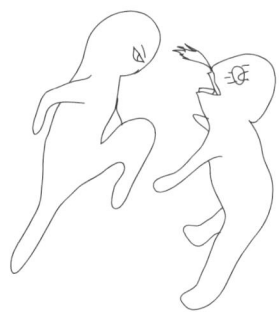

무릎을 들어 올릴 때
뱃심으로 들어올리며 연습해야
뱃살 빼는 효과를 볼 수 있다.
실전에서 상대의 목에 깍지를 끼고
니킥을 날리면
떡실신은 기본이라는 거~!

상사/고객의 지시대로 했는데
딴소리해서 미치고 팔짝 뛰겠다면...

섀도우 복싱
(김선우/이병헌-달콤한 인생, 2005, 한국영화)

스카이라운지의 유리창에 비치는 자신을 상대로
섀도우복싱을 하는 김선우(이병헌).

꼬박 7년을 보스를 위해 개처럼 일했건만,
보스는 망치가 약하면 못이 솟는다 운운하며
되도 않는 이유로 그를 죽음으로 내몬다.
자신에게 충성을 바친 부하에게
이 무슨 가혹행위인가?

"저한테 왜 그랬어요.
진짜 이유를 말해봐요."

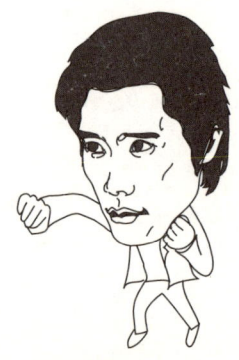

섀도우 복싱이란
앞에 가상의 상대를 만들어 놓고
그와 싸우는 연습방법이다.

섀도우 복싱은
임기응변 능력을 향상시키며
바른 자세와 근력강화,
근육의 긴장감을 풀어준다.

열심히 일한 당신에게
개 풀 뜯어먹는 소리나 지껄이는
인간들이 있다면,
온몸에 땀이 나도록
섀도우 복싱을 해보는 건 어떨까?

당장 몸을 움직여
마음이 안정되는 효과도 있지만
자세와 목소리를 바로잡고,
자신감과 임기응변 능력을 키워
얼토당토 않는 말에
당황하지 않고 적절히 대처하는
나 자신을 발견하게 될 것이다

Just Follow

일본드라마 〈홀리랜드〉의 주인공 카미시로 역시
섀도우 복싱을 하며 스트레스를 극복한다.
여기서는 카미시로의
[독학 필살 복싱의 기본자세]를 배워보자

Step 1.

먼저 다리를 어깨너비의 1.5배로
벌리고 선다.

1.5배

Step 2.

오른발을 축으로 삼고
시선은 왼쪽 정면을
향한다.

무릎을 살짝 구부리고
앞발의 발뒤꿈치는 살짝 든다.
오른쪽:왼쪽에 6:4의 무게중심을 둔다.

Step 3.

오른쪽 주먹을 가볍게 쥐고
턱앞에 둔다.

왼쪽 주먹은 턱 앞쪽으로
20cm 정도 위치에 둔다.

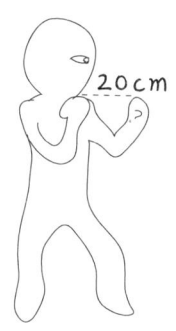

Step 4.

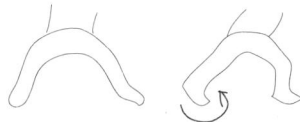

전방을 응시하며 왼쪽 주먹을 날리고
뒷발을 차는 느낌으로
재빨리 앞발에 무게를 실으며
오른쪽 스트레이트를 내지른다.

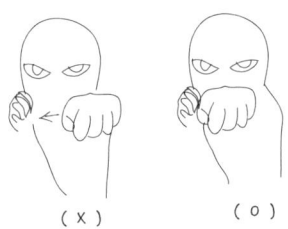

이 때 주먹은 약간 아래쪽을 향하게 쥐고
왼손 오른손을 원투 기본동작으로 하여
몸에 익을 때까지 50회 이상 반복한다.

제29장

네 멋대로 마셔라
술 마시기

얼마 전에 어떤 여자가 술 한병을 주었는데
술 이름이 취생몽사야.
마시면 지난 일을 모두 잊는다고 하더군.
잊을 수만 있다면
매일매일이 새로워질거라 했어.
그렇다면 얼마나 좋겠어?

-영화 <동사서독> 중에서

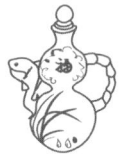

취생몽사醉生夢死: 취하듯 살고 꿈꾸듯 죽다.

가끔은...
현실이 꿈이었으면
감각이 흐릿흐릿했으면
기억이 아득하게 멀어졌으면
싶을 때가 있다.

한 마디로, 취생몽사의 상태를 바란다.
그리고 술은
우리를 그 상태로 데려가 준다.

하지만 자신을 극한으로 몰아부치자고
술을 이용하진 말자.

우리의 목적은
주인공이 건강하고 행복해지는 것이지
비극 속에서 괴로워하는 것이 아니다.

> 내 잘못을 솔직히 인정하고
> 용서를 빌어야 한다면...

나상실 막걸리

(나상실/한예슬- 환상의 커플, 2006, MBC드라마)

잘못은 했는데
용서를 빌 용기가 나지 않아 고민이라면
요즘 대세인 막걸리를 이용해보자.

기억을 잃은 후,
여러 사람들에게 민폐 끼치는 나상실(한예슬)이
동네 사람들과 막걸리를 마신다.
입에 안 맞는 건 못 마시겠다더니
막걸리 사발을 휘휘 저어
손가락까지 쪽쪽 맛나게도 빨아먹는다.
막걸리에 겁나게 빠져든 나상실은 이후
잘못을 저지르거나 배고플 때마다
자장면과 막걸리를 외친다.

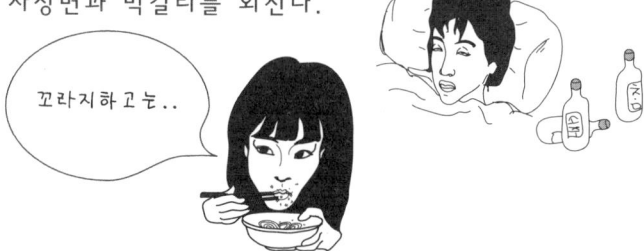

Just Follow

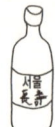
잘못에 대한 용서를 구해야 한다면
막걸리의 힘을 빌려
나상실처럼 귀엽고 대담하게!
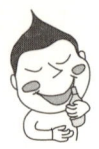

Step 1.

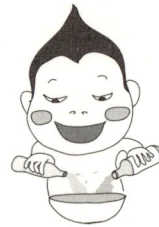
막걸리와 사이다의 비율을
8:2의 청담동 비율로 섞는다.

Step 2.

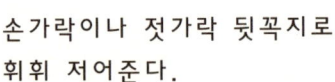

손가락이나 젓가락 뒷꼭지로
휘휘 저어준다.
적당한 타이밍에 사과를 할 수 있도록
적당히 마시는 것이 포인트다.

대개의 술은 위와 간에 큰 부담을 준다.
하지만 막걸리는 알콜 도수가 6%정도로
몸에 부담이 덜하다.
또, 혈액순환과 신진대사를 왕성하게 해줘
고로 피로회복과 기미, 주근깨에도 좋다고...
막걸리의 인기가 하늘을 치솟는 이유가 있었다.

바카스(술의 신)의 힘을 빌리기 위해
꼭 막걸리만 된다는 법은 없다.
좋아하는 술을 즐겁게 마셔보자.

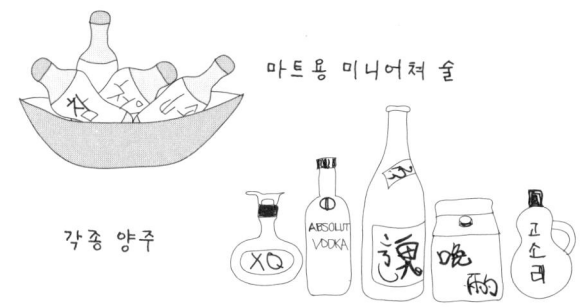

마트용 미니어쳐 술

각종 양주

충분히 준비하고 마시자.
좋은 음악은 기본이다.
소주를 와인잔에 마신다든지,
헤이즐넛 커피를 소주에 섞어
양주병에 담아 마신다든지...
뭐니뭐니해도 좋은 친구와
함께 마시는 게 제일 아닐까?

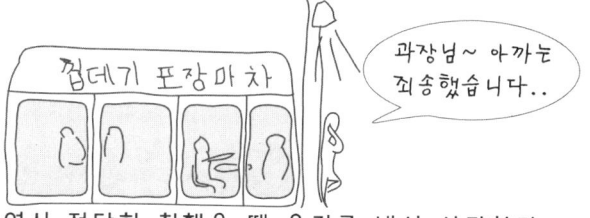

과장님~ 아까는 죄송했습니다..

역시 적당히 취했을 때 용기를 내서 사과한다.
잘못은 누구나 하고 산다. 진심으로 잘못을 인정
하고 용서를 구하면 좋은 결과가 있을 것이다.

**몹시 추운 날, 정류장에서
한참을 기다려야 한다면…**

네 멋대로 마셔라
(전경/이나영 - 네 멋대로 해라, 2002, MBC드라마)

추운날 대중교통 기다리느라
냉동인간 될 것 같으면
이 여인의 술마시는 법을 따라해봄직하다.

공연 때문에 속상한 날,
전경(이나영)은 팩소주에 빨대를 꽂아
쪽쪽 빨아먹으며 집으로 돌아온다.

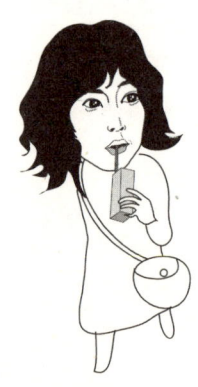

요즘 편의점에서는
다양한 포켓술을 판매한다.
기호에 맞는 걸로
골라 마시자.

술과 물의 차이점을 아나?
술은 마시면 몸이 달아오르고
물은 마시면 몸이 차가워지지.
　　　　　<동사서독> 중에서

하루 종일 대외 모드를 유지하느라
스트레스 받았다면...

건어물녀로 변신

(호타루/아야세 하루카-호타루의 빛, 2007, 일본NTV)

막걸리, 소주... 다음엔 맥주 되시겠다.

성실하고 능력 있는 OL인 호타루가
퇴근 후 집에 돌아와 제일 먼저 하는 건
냉장고 속 시원한 맥주를 찾는 일이다.

매일 똑같은 츄리닝을 입고
머리는 정수리까지
틀어 올린...
일명 분수머리의 그녀.
퇴근 후
툇마루에 앉아 마시는
맥주 한잔은 정말 최고라고 말한다.

역시 집이
최고야~!

그녀가 캔을 따서 한 모금 들이킨 후 내뱉는
캬~ 소리는
당장이라도 편의점으로 달려가고 싶게 만드는
마력이 있다.

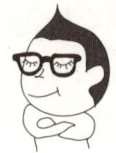

당신도 혹시 건어물녀?
다음 테스트를 통해 확인해보자

건어물녀 테스트

(자신에게 해당될 경우 O표 하시오)

1. 집으로 돌아오면 트레이닝복 차림이다 (   )
2. 휴일에는 노메이크업에 노브라다. (   )
3. "귀찮아", "뭐 어때", "대충"과 같은 말들을 입버릇처럼 달고 산다. (   )
4. 술 취한 다음날 정체모를 물건이 방에 있다. (   )
5. 제모는 여름에만 해도 된다. (   )
6. 외출할 때 깜빡한 물건이 있으면 구두를 신은 채 까치발로 방에 가지러 간다. (   )
7. 메일이나 문자의 답변은 짧고 늦게 한다. (   )
8. 텔레비전을 향해 혼자 열을 낸 적이 있다. (   )
9. 냉장고에 변변한 먹을 게 없다. (   )
10. 라면은 끓인 냄비 그대로 가져다 먹는다. (   )
11. 방에 널어놓은 세탁물은 개기 전에 입어버린다. (   )
12. 최근 두근두근했던 일은 계단을 뛰어 올라갔던 것 정도다. (   )
13. 1개월 이상, 일이나 가족 관계 이외의 이성과 10분 이상 말하지 않았다. (   )

14. 혼잣말이 잦고 TV에 신호를 보낸다거나
    동물과 대화한다. (   )
15. 남자를 안는 것 보다 베개를 끌어 안는 것에 익숙하다.
    (   )
16. 솔직히 이걸 전부 체크하는 게 귀찮았다. (   )
17. 솔직히 질문에 체크하면서도 그다지 신경쓰지 않는
    나 자신을 깨달았다. (   )

모두 체크했는가?
O표가 몇 개나 되는지 세어보자.

4-7개 : 당신은 건어물녀 예비인.
        섬섬한 주의가 요구된다.
8-13개: 건어물녀가 확실하다.
        너무 늦기 전에 정신차리시길.
14개 이상: 초건어물녀
당신이 이 테스트를 다 마쳤다니 놀라울 따름이다.

Just Follow

대외모드는 집어치우고
건어물녀로 변신~!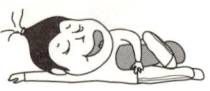

Step 1. 츄리닝으로 갈아입기
(수건을 목에 둘러주는 센스!)

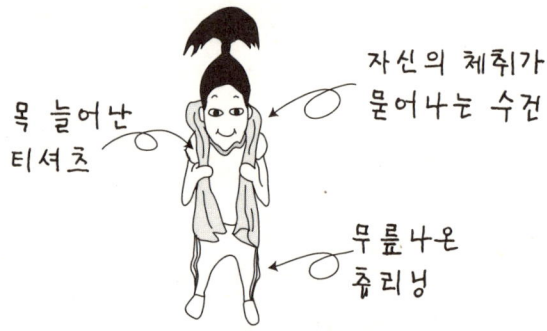

Step 2. 분수머리 만들기
살짝 망가진 내 모습을 즐기면서
엉덩이를 긁는다.

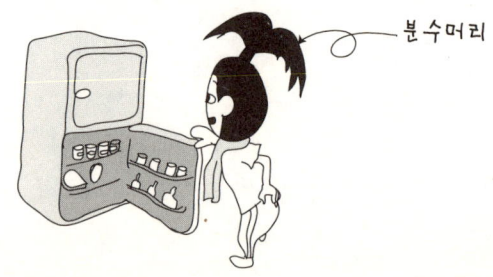

Step 3.

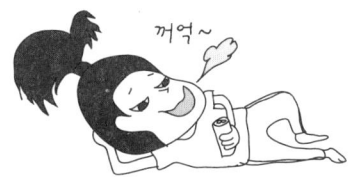

냉장고에 항시 구비되어 있는 맥주를 마시면서
가장 큰 소리로 트림하기

적당한 음주는 우울증과 긴장감을 완화시켜
정신건강에 도움을 준다고 한다.
여기서 방점을 둘 부분은
바로 적당하다.
가벼운 음주는
스트레스 해소에 도움을 주지만,
에미 애비도 몰라볼 정도의 과한 음주는
신체적, 정신적, 경제적으로 큰 타격을 주니
꼭 주의할 것!

제30장

스트레스 해소의 스테디셀러
완전 뻔해 시리즈

뻔한 스트레스 해소법은 재미 없지만
다르게 생각해보면
그만큼 효과가 입증된 것으로도 볼 수 있다.

이 장에서는
주인공들이 가장 많이 하고
누구든 한번쯤은 해봤을 법한
스트레스 해소의 고전들을 소개한다.

> 생각지도 못한 사고에
> 당황스럽고 화가 난다면..

오겡끼데스까

(히로코/나카야마 미호 - 러브레터, 1995, 일본영화)

2년 전 등반사고로 목숨을 잃은 연인이
사고를 당한 산에서 절규하는 히로코.

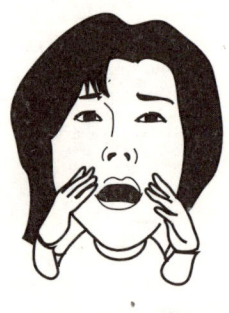

오겡끼데스까
와따시와 겡끼데스

그녀가 발이 푹푹 빠지는 눈밭을 걸어가면서
오겡끼데스까를 외칠 때마다
내 가슴은 걷잡을 수 없이 쿵쾅거렸다.

산이나 바다를 향해 소리지르면
가슴속에 켜켜이 쌓여 있던 묵은 감정들이
다 빠져나가는 것 같은 시원함을 느끼게 된다.

산이나 바다가 아니라도
아쉬운대로 옥상에 올라가거나
베개나 쿠션에 얼굴을 박거나
이불을 덮어쓰거나
옷장 안에 들어가거나
마음껏 소리지를 수 있는 방법은 여러 가지다.

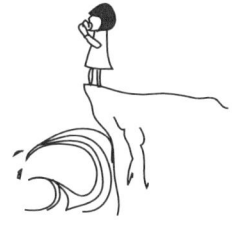

(사라/에바 멘데스-Mr.히치, 2005, 미국영화)

음식 알러지 땜에 얼굴이 퉁퉁 부은
히치(윌 스미스)는
사라의 집에서 속 깊은 이야기를 나누며
하룻밤을 보내게 되고...

아침에 잠이 깬 사라는
히치가 말없이 가버린 줄 알고 무안했는지
쿠션에 얼굴을 박고 소리를 지른다.

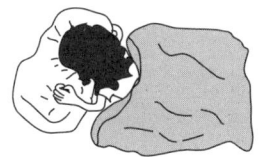

"이 멍청이~
대체 무슨 생각을 했던 거야??"

같이 일하는 사람들이
하나같이 내 속을 썩인다면...

만화 보며 낄낄낄
(한준혁/최철호-내조의 여왕, 2009, MBC 드라마)

회사에서 대기발령을 받은 준혁이
만화방에서 자장면을 먹으며 낄낄대고 있다.
그러다 입에 자장소스를 잔뜩 묻히고 잠이 든다.

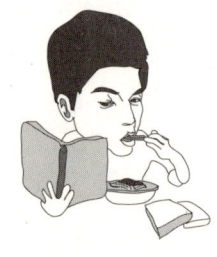

회사 일이 잘 안 풀린다.
부장님은 사사건건 잔소리고
김대리는 여자 선배라고
은근히 날 무시하는 것 같다.
월차까지 썼다간
내 책상이 없어질지도 모른다.

그럴 때,
일단 만화방에 들러 명랑만화를 왕창 빌리고
집 앞 수퍼에서 먹고 싶은 과자를 잔뜩 산다.
칼로리 걱정은 잠시 안녕~~!!

큰 그릇에 사온 과자를 모두 담아 방으로 들어가
목말라 죽을 때까지 만화책을 보며 낄낄댄다.

(홍사장/김창완-커피프린스, 2007, MBC 드라마)

고집쟁이 파트너 때문에 화가 난 중년 남성도
만화로 스트레스를 푼다.

은찬(윤은혜)이 여자라는 사실을 알게 된
한결(공유)은 배신감을 느끼며 은찬을 해고한다.
한결을 말리던 홍사장은
결국 자신도 나가겠다며 화를 냈지만...

씩씩거리며 집에 들어가 뭐하나 했더니
방에 누워 만화책을 보고 있었다!
게다가 하림(김동욱)에게 라면까지 주문한다.

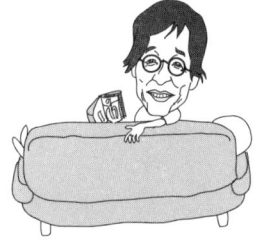

"(만화책 보며) 계란 두 개 넣어,
파 많이 넣고, (키득키득)"

웃음은
특히 10초 이상의 웃음은
신체 활성화와 장수에 크게 기여한다.
온몸을 흔들면서 웃으면
신진대사가 활발해져
변비에도 최고!

사랑이 끝난 후 마음을 추스르기 힘들다면..

추억을 태우다
(마영희/김정화-백설공주, 2004, KBS드라마)
(유승미/문채원-찬란한 유산, 2009, SBS드라마)

드라마 〈백설공주〉에서는
영희(김정화)가 실연의 아픔을 잊기 위해
일기장을 불에 태운다.

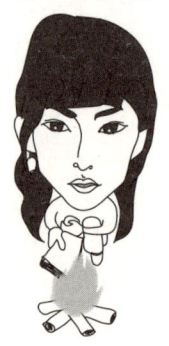

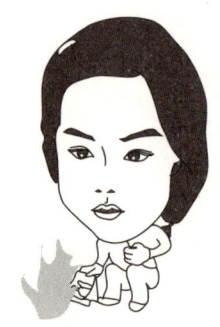

5년 후에도 비슷한 장면을 목격할 수 있었다.
드라마 〈찬란한 유산〉에서는
유승미(문채원)가 좋아하는 사람(이승기)이 떠나자
가슴을 쥐고 울면서
함께 찍은 사진을 태운다.

그(그녀)와 헤어졌다.
아픈 마음을 가득 담아 일기를 쓴다.
일기장에 눈물이 뚝뚝 떨어져 내 마음이 번진다.
내 사랑도 희미해진다.

사랑이 끝나고 난 후
내 온몸이 주체할 수 없는 감정들로
가득 차 있다면
과감히 일기장을 태워버리자.
그와 함께 찍은 사진들도 같이.

단,
마지막 한 장까지 확실히 태우고 불도 끄자.
일기장이 다 타기 전에 불이 꺼져
망신을 당할 수도 있고
사진 몇 장 태우려다
집을 홀랑 태울 수도 있으니까.

> 이루어질 수 없는 혹은 성에 차지 않는
> 관계 때문에 갑갑하고 괴롭다면..

지금 필요한 건...스피드!
(민/정우성-비트, 1997, 한국영화)

새벽의 올림픽대로는 무한 질주의 장(場)이다.
규정 속도에 맞춰 달리는 게 당연한 일이지만
그랬다간 왠지 나만 바보 되는 기분?

아무튼 스트레스가 온몸을 휘감는 상황에서
절실한 건 바로 스피드다!!

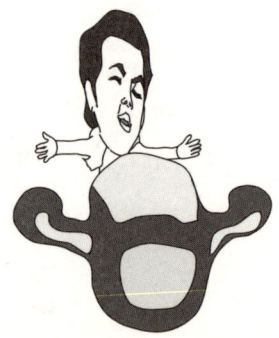

민(정우성)은 오토바이의 속도를 더 내며
손을 놓고 눈을 감는다.
바람이 느껴진다.

"속도감이 최고에 다다르면
세상은 고요해지고
하나의 점 속으로 빨려들어 가지.
하지만 그 소실점을 통과할 순 없어.
다가갈수록 멀어지기 때문이지."

여기 비트의 키즈 버전도 있다.

(정배/이민호-순풍산부인과, 1998, SBS시트콤)

스파게티를 먹다가
미달이와 뽀뽀를 하게 된 정배.

뽀뽀한 사람들끼리는 꼭 결혼을 해야 한다는
어른들의 장난에
정배는 혼자 말못할 가슴을 부여잡고
하염없이 길을 거닐기도 하고
산에 올라 소리도 지른다.

마침내 결혼을 결심하지만
미달이의 거부로 혼담은 깨지고,
너무 기쁜 정배는
오토바이 대신 자전거를 몰며
비트의 바로 그 장면을 재현한다.

아기를 키우면서 가장 고민되는 부분 중 하나가
바로 노리개 젖꼭지였다.
두 세 시간을 안아
겨우 재워 침대에 내려놓으면
눈을 반짝 떠버리는 걸
하룻밤에도 수없이 보다 보니
노리개 젖꼭지의 유혹에 빠져들 수밖에 없었다.

의사들은 만 3세 이후까지 사용하면
치열의 구조에 악영향을 준다고 하고,
억지로 끊으면 엄지손가락을 심하게 빨아
휘기도 한다고 하고..

어쨌든 우리 딸은
생후 1개월부터 15개월인 지금까지
잠잘 때가 되면 꼭 노리개 젖꼭지,
일명 쪽쪽이를 찾는다.
치워버릴까 싶다가도 쪽쪽이를 빨며
편안히 잠드는 딸래미를 보면
차마 그럴 수가 없다는 거...

다만 나의 작은 바람은
딸아이가 무사히 구강기를 지나
쪽쪽이에 대한 집착이
점점 줄어들었으면 하는 거다.

> 보험처럼 생각하던 이성마저
> 나를 떠났다면…

구강기로 돌아가다
(줄리안/줄리아 로버츠-내 남자친구의 결혼식, 1997, 미국영화)

어른이 되어서도 가끔은
구강기로 돌아가고픈 충동을 느낀다.
그럴 때 어른들이 가장 많이 찾는 건,
바로 담배가 아닐까?

옛 연인 마이클로부터 결혼식 초대를 받은
줄리안(줄리아 로버츠)은
마이클의 마음을 되돌리기 위해
시카고로 떠나지만
예상보다 훨씬 강적인
마이클의 피앙세(카메론 디아즈) 때문에
계획은 번번이 수포로 돌아간다.

초조하고 조급한 마음에
금연구역인 호텔 복도에서
담배에 불을 붙이는 그녀.

이 분의 담배 피우는 모습에
많은 여인들이 쓰러지고
남자들은 거울 보며
연습 깨나 했다고 한다.

(릭/험프리 보가트-카사블랑카, 1942, 미국영화)

사랑하는 여인(잉그리드 버그만)을 떠나보내며
트렌치코트에 중절모를 눌러쓰고
담배 연기를 날리며 돌아서는 릭(험프리 보가트).

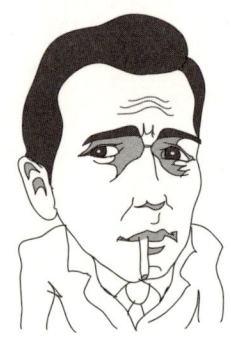

만일 로미오가 담배를 알았더라면,
줄리엣이 깨기 전에
급하게 독약을 마시는 비극은
일어나지 않았을텐데..

- 어느 네티즌

몇 년 전 쯤,
뭔가 복잡한 일이 잘 해결되지 않았을 때...
며칠 밤을 연속해서
담배 피우는 꿈을 꾼 적이 있다.

선천적으로 호흡기가 약해
담배연기는 죽기 보다 싫어하는 난데
이게 왠일?

후~내뱉으면 금세 사라지는 담배연기를 보며
복잡한 마음도 연기처럼 사라졌으면 했나 보다.

담배는 몸에 나쁘다.
아무리 답답하고 일이 잘 안 풀려도
담배를 피우라 권하고 싶진 않다.

하지만 아주 가끔은
나 같은 비흡연자도
담배가 주는 작은 여유로움이 부러울 때가 있다.

그럴 땐 담배 비슷한 무언가를 찾아
나 역시 구강기로 돌아간다.

담배 대체품으로
막대사탕, 오징어, 육포, 빼빼로, 쭈쭈바 강추!

작가 후기

고집 세고 소심하다는 A형은 진정한 나의 혈액형임에 틀림없다. 엄밀히 말하면 그냥 A도 아닌 AAA!!! 트리플A형이라고나 할까? 아직 일어나지도 않은 나쁜 일들을 미리 걱정하고, 계획대로 일이 진행되지 않으면 뭔가 불안하고, 기억력은 왜 이렇게 좋은지 서운하거나 기분 나쁜 일들은 거의 잊어버리지 않으며, 하고 싶은 말을 다 못하고 돌아와선 자다가도 벌떡벌떡 일어나 백번씩 후회하고... 한마디로 스트레스를 만들며 사는 피곤한 성격이다.

참 아이러니하게도 나 스스로부터 스트레스에서 해방되어야겠다는 마음으로 글을 쓰던 이 순간이 여지껏 내 인생에 있어 스트레스 최고조의 시기였던 듯 싶다. 예순이 넘도록 나이에 비해 훨씬 어린 신체나이로 사시던 엄마가 갑작스런 교통사고로 입원을 하게 되고, 정확히 2주일 후 이모는 발이 골절돼 깁스를 하고...
이렇게 환자 둘에 야근을 밥 먹듯 하는 남편,
'엄마 밝힘증'에 걸린 갓 돌 지난 딸래미,
게다가 지들이 사람인 줄 아는 건방지고 손이 많이 가는 개 두 마리까지...
밥하고 빨래하고 청소하고...집안일 하면서

장보고 병원 들르고 각종 관공서 다니며 각종 서류 떼고, 아기 잘 땐 자료 찾고, 미팅하고, 글 쓰고, 주말엔 간간히 시댁 나들이...

돌이켜 생각해보면, 이런 상황들이 이 책에 소개한 여러 가지 방법들을 몸소 실험해볼 좋은 기회가 되었던 것 같다. 무작정 걷기, 전화하기, 맛있는 음식 먹기, 노래 부르기, 메르시 체조... 음식 먹기보다 운동이나 챠밍 무브 쪽으로 많이 실험했다면 더 좋았겠지만 말이다.

또, 이런 복합적인 스트레스 상황에서 날 지탱하게 해 준 건 '사람'이었다. 늘 그 자리에서 내 얘길 들어주고, 맞장구 쳐주고, 같이 흥분해주는... 혹시 나?? 라고 생각하는 바로 당신들이다. 당신들이 내 마음의 안식처임에 틀림없다!! 이렇게 좋은 사람들과 더불어 더 이상 스트레스 따위에 굴하지 않고 즐기며 살아야겠다는 다짐을 해본다. 이 책을 읽고 있는 그대들도 부디...

마지막으로, 감사하다는 말 한 마디론 너무 부족한 가족들, 친구들...
특히, 늘 상상초월 스트레스 상황을 무한대로 제공해주는 빵꾸똥꾸에게 고마움을 전한다.

상황별 스트레스 대처법 찾아보기

"일반적인 스트레스 상황 86가지"

직장 관련 스트레스

1. 하극상/적반하장을 당했다면 24
2. 승진에 대한 압박, 경쟁심 때문에 조급해지고 여유가 없어진다면 31
3. 일에 대한 아이디어가 고갈됐다면 32
4. 취업, 정리해고 등 불안정한 미래 때문에 하루하루가 조마조마하다면 39
5. 상대방의 지루한 얘기를 참고 들어야 한다면 47
6. 직장생활만으로는 채워지지 않는 공허함이 느껴진다면 75
7. 막무가내인 상사나 고객을 상대했다면 88
8. 일이 순조롭게 풀리지 않아 초조하고 불안하다면 108
9. 일은 쌓였는데 도무지 의욕이 나질 않는다면 133
10. 숙취 때문에 일이 손에 잘 안 잡힌다면 138
11. 일하느라 힘들어 죽겠는데 아내나 연인이 몰라준다면 153
12. 말도 안되게 많은 혹은 어려운 일이 주어져 기가 막힌다면 186
13. 진로/커리어에 대한 고민으로 가슴이 갑갑하다면 188
14. 잦은 야근으로 몸매가 망가지는 것을 느낀다면 210/212
15. 아침에 회사 출근하기가 너무나도 싫다면 220
16. 회사에서 굴욕적인 일을 당해도 차마 사표는 던질 수 없다면 238/261
17. 일이 지겹고 능률도 오르지 않는다면 240
18. 나를 괴롭히는 상사나 동료가 있다면 282
19. 일도 없는데 상사 눈치 보느라 퇴근이 늦어진다면 278
20. 주변에서 얼쩡대면서

       자꾸 신경 거스르는 사람이 있다면 244
21. 중요한 PT, 계약 등을 앞두고 전외를 다져야 한다면 340
22. 상사나 고객의 지시대로 했는데
    딴소리해서 미치고 팔짝 뛰겠다면 348
23. 내 잘못을 솔직히 인정하고 용서를 빌어야 한다면 355
24. 하루 종일 대외모드를 유지하느라 스트레스 받았다면 359
25. 같이 일하는 사람들이 하나같이 내 속을 썩인다면 368
26. 저녁 혹은 야식으로 뭘 먹을 지 고민이라면 104

개인적인 스트레스

27. 실연으로 마음이 허하다면 55
28. 나만 혼자라는 기분이 든다면 57
29. 물건을 어디다 뒀는지 몰라 답답하다면 59
30. 왠지 모르게 가슴이 답답하고 머릿속이 복잡하다면 65
31. 카드 결제일에 대한 불안감이 엄습할 때 69
32. 살면서 지금껏 뭐했나 하는 자괴감이 든다면 79
33. 시시껄렁한 일 때문에 기분 잡쳤다면 115
34. 다이어트, 배란 등 신체리듬 때문에 신경이 날카롭다면 145
35. 신체적 이상(탈모, 여드름 등)이 신경 쓰여
    아무 일도 못하겠다면 157
36. 이런저런 잡생각에 잠이 오지 않는다면 151
37. 누군가를 반드시 이기고 싶다면 161
38. 혼자라는 생각에 두렵고 무섭다면 183
39. 애인, 직장, 주식 등 모든 걸 잃었다는 생각이 든다면 193
40. 어떤 일을 시도할 용기가 나지 않는다면 331
41. 거울을 봤는데 부쩍 나이 들어 보인다면 203
42. 남들이 하지 않는 외로운 싸움을 하고 있다면 217
43. 시험이나 면접을 앞두고 가슴이 답답하다면 250
44. 단순 무료한 생활에 싫증이 났다면 252

45. 심심한데 같이 놀 사람이 없다면 297
46. 나만 혼자 정체되어 있다고 느낀다면 305
47. 돌이킬 수 없는 실수를 저질러
    죄책감과 불안감에 시달린다면 313
48. 잊고 싶은 기억이 자꾸 떠오른다면 320
49. 떠나간 사람이 그리워 견디기 힘들다면 323
50. 이루어질 수 없는/성에 차지 않는 관계 때문에
    갑갑하고 괴롭다면 372
51. 보험처럼 생각하던 이성마저 나를 떠났다면 375
52. 생각지도 못했던 사고에 당황스럽고 화가 난다면 366
53. 사랑이 끝난 후 마음을 추스르기 힘들다면 370
54. 주변의 반대에 부딪혀 소신을 펼치기 어렵다면 195

가족/대인관계 관련 스트레스

55. 가족과의 갈등이 깊다면 92
56. 남편, 시댁식구들 때문에 속에서 천불이 난다면 135
57. 가족문제로 말 못할 고민을 가슴에 담아둬야 한다면 253
58. 가족을 부양하느라 힘들고 지친다면 307
59. 가족들 볼 면목도 없고,
    스스로가 초라하게 느껴진다면 159
60. 남편/연인에게 극도의 배신감을 느꼈다면 344
61. 마주치고 싶지 않은 상대를 우연히 만난 날에는 137
62. 말 안 통하는 상대 때문에 답답하다면 176
63. 혼자만 바보 된 것 같아 어쩔 줄 모르겠다면 167
64. 좋아하는 상대 앞에서 자꾸만 주눅이 든다면 207
65. 좋아하는 사람에게 보기 좋게 차였다면 155
66. 믿었던 사람에게 갑자기 뒤통수 맞아
    서럽고 억울하다면 229
67. 예상치 못한 창피를 당해 분해 미치겠다면 264

68. 영문도 모른 채 왕따나 불이익을 당했다면 267
69. 누군가의 방해와 음모로 일이 뜻대로 되지 않는다면 269
70. 친구가 내 애인을 가로챘다면 272
71. 싫은 사람을 만나러 혹은 내키지 않는 자리에
    나가야 한다면 316
72. 내키지 않는 전화를 억지로 해야 한다면 334
73. 지인의 비밀을 폭로하고 싶어 입이 근질근질 하다면 231
74. 상대방에게 꼭 해야 하지만 꺼내기 어려운 말이 있다면 233

외부상황으로 인한 스트레스

75. 은행 ATM에서 줄을 잘못 섰다면 24
76. 딱지 떼고 벌금 물게 생겼다면 21
77. 교통체증 때문에 답답하고 짜증난다면 48
78. 이사/이별 등 새로운 상황에 맞닥뜨리게 됐다면 100
79. 운전 중 졸려서 스트레스 받는다면 117
80. 운전 중 다른 차가 예의 없이 끼어들었다면 173
81. 오다가다 불쾌한 일을 당했다면 123
82. 덥고 습한 날씨 때문에 무기력하고 권태롭다면 256
83. 몹시 추운 날 정류장에서 한참을 기다려야 한다면 358
84. 영화 시작했는데 옆에 눈치 없이
    왔다갔다 하는 사람이 있다면 292
85. 뒤에서 좌석을 발로 차거나
    시끄럽게 구는 사람이 있다면 289
86. 상점이나 관공서에서 불친절한 응대에 맘 상했다면 98

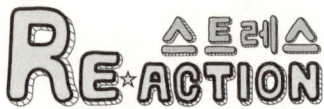

스트레스 리액션

초판 1쇄 발행 2010년 3월 12일

글 | 송민경　　　그림 | Gwanoo

펴낸이　| 유수현
에디터　| 김일권
디자인　| tendedero sidekicks
마케팅　| 조혜선

펴낸곳　| 도서출판 뗀데데로
등록　　| 제 315-2009-002호
주소　　| 서울시 강서구 공항동 23-1
전화　　| 070-8182-6300
이메일　| tendederokorea@gmail.com

저작권자 ⓒ 2010 송민경 & Gwanoo
ISBN 978-89-962823-1-0 10680

책값은 뒤표지에 표기되어 있습니다.
파본은 구입하신 서점에서 교환해 드립니다.